Dédié à Monsieur le baron Pasquier,

Président de la Chambre des Pairs, grand Chancelier de France, etc.

Comme un faible témoignage de ma reconnaissance.

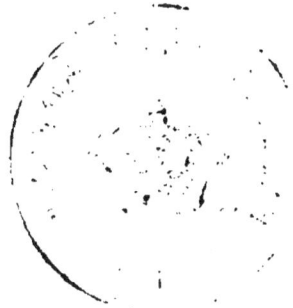

RECHERCHES

SUR

LES CAUSES, LA NATURE ET LE TRAITEMENT

DU CHOLÉRA;

MOYENS D'EN EMPÊCHER LE DÉVELOPPEMENT EN L'ATTAQUANT
DANS LA PREMIÈRE PÉRIODE,
MOYENS DE S'EN GARANTIR LORSQU'IL RÈGNE
D'UNE MANIÈRE ÉPIDÉMIQUE,

Par le Docteur A. Petit de Maurienne,

Membre titulaire du Conseil de salubrité publique,
ancien Secrétaire du même Conseil, Secrétaire de la Commission centrale de salubrité,
ancien Médecin des Hôpitaux civils de Paris,
Médecin des prisons de la même ville, Membre de la Société royale académique de Savoie,
de la Société de médecine du département de la Seine,
Chevalier de l'ordre royal de la Légion d'honneur,
l'un des collaborateurs du grand Dictionnaire des sciences médicales, etc.

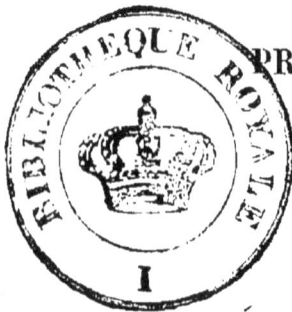

PRIX, 3 FRANCS.

PARIS,

Chez { l'Auteur, rue Grange-Batelière, n. 18;
Béchet jeune, libraire, place de l'École-de-Médecine.

1837.

Imprimerie de madame HUZARD (née Vallat la Chapelle),
ruc de l'Éperon, 7.

AVANT-PROPOS.

> Tous les calomniateurs qui n'osent attaquer à découvert, afin de ne pouvoir être pris à partie sur les preuves, ne sont que des misérables dignes du plus profond mépris.
>
> (*Mémoires de Sully*, t. IV, p. 204.)

L'opuscule que je livre au public aujourd'hui devait paraître au mois de juillet 1835, lorsque le choléra ravageait encore diverses contrées du midi de la France; j'ai dû, à cette époque, renoncer à le publier, en voici le motif :

Pendant que j'étais occupé à des recherches sur cette maladie si cruelle, un membre du conseil général des hôpitaux, nouveau dans le conseil, et chargé de la surveillance d'un hospice où l'on calomnie tout le monde, au lieu de s'occuper du bien-être des pauvres, qui laisse tant à désirer dans cette maison, s'attacha à recueillir, colporter et provoquer, peut-être, les imputations calomnieuses que le genre de service confié à mes soins

pouvait favoriser plus que tous les autres services.

M'appeler auprès de lui, s'éclairer sur la nature de mes travaux, afin de pouvoir juger en
connaissance de cause le caractère des imputations, comme devait le faire un honnête homme,
aurait été, sans doute, une conduite trop peu digne
de sa haute sagesse; sa charité chrétienne lui fit
admettre la calomnie comme vérité d'Évangile,
et se portant à la fois accusateur et juge, il pro-
voqua mon déplacement.

En vain l'honorable magistrat qui préside le
conseil a demandé qu'il fût fait une contre-enquête, en vain M. Orfila s'est élevé avec force
contre une pareille manière de procéder; le conseil, à la majorité d'une voix, celle de l'accusateur, adopta les conclusions de son rapport.

Trois lettres successives écrites au conseil (*),

(*) Dans la première lettre, je retrace ma vie d'homme
et de médecin ; je demande à être mis en présence de mes
calomniateurs, en voici quelques passages.

8 juillet 1835.

Messieurs,

Dans une enquête faite à l'occasion d'un bal que l'on
devait donner dans la division des aliénés, il a été articulé
contre moi des faits d'une nature grave, car ils attaquent
ma moralité, et vous, messieurs, sans m'entendre, sans

soit pour demander la contre-enquête, soit pour
lui annoncer que je *résisterai à sa décision par*

---

plus ample information, vous n'avez pas hésité à flétrir
cinquante ans d'une vie honorable.

Je conçois l'indignation que peut éprouver un honnête
homme en entendant de pareilles révélations, et que, mû
par ce sentiment, il oublie un moment qu'un accusé n'est
point encore un coupable; mais cet honnête homme ne
peut pas persister dans une résolution aussi peu en rapport
avec une sévère probité.

Aux accusations d'un jour, messieurs, je puis répondre
par ma vie entière..... et plus loin. Fort de ma conscience,
non-seulement je ne crains pas, mais j'appelle le grand
jour.....

Ainsi, messieurs, je ne viens point, près de vous, men-
dier, en coupable, un indigne pardon; je viens vous demander justice, et une éclatante justice : si vous la refusez,
messieurs, vous me permettrez alors de traîner la calomnie
aux pieds des tribunaux.

Cette lettre est terminée par le paragraphe suivant :

Je vous demande donc, messieurs, que l'on m'expose
clairement, nettement les faits qu'on allègue contre moi,
afin que, soit en votre présence, soit par l'un ou plusieurs
de vos délégués, je puisse répondre aux inculpations que
l'on m'impute et confondre mes calomniateurs.

Le contenu de ma lettre, qui demeure d'ailleurs dans
toute sa force, vous dit assez, messieurs, ce qu'il me restera
à faire après votre décision.

Dans la deuxième lettre, j'examine les droits et les devoirs du conseil; j'en cite ici les premiers et le dernier
paragraphes.

toutes les voies de droit, amenèrent des discus-
sions auxquelles M. Orfila prit une part tellement

---

15 juillet 1835.

Messieurs,

J'ai eu l'honneur de vous écrire, il y a aujourd'hui huit
jours, pour que vous voulussiez bien me faire connaître
clairement, nettement les faits produits contre moi dans
une prétendue enquête, afin de me mettre à même de me
disculper et de confondre mes calomniateurs. A cette demande, de toute justice, vous avez répondu par le main-
tien de votre arrêté, vous fondant sur le droit que vous
donne le règlement de déplacer un médecin d'un hôpital
pour l'envoyer dans un autre, toutes les fois que vous le
jugez utile à l'intérêt des malades.

Je n'examinerai point, messieurs, tout ce qu'un pareil
procédé a d'irrégulier, d'insolite, d'arbitraire, car là se
trouve déjà, pour moi, un aveu tacite de l'impuissance des
preuves et d'une calomnie flagrante ; mais ce que je dois
examiner, c'est le droit que vous avez cru pouvoir in-
voquer.

Tout droit, messieurs, suppose des devoirs à remplir,
et l'exercice d'un droit suppose que les conditions auxquelles il est imposé n'ont pas été violées, etc.....

Je vois votre droit, messieurs, mais où est le devoir que
vous avez rempli ? où se trouve la condition de l'exercice
de ce droit ? Je laisse à vos consciences le soin de répondre
à ces questions ; la mienne, exempte de reproches, me dit
que je dois repousser la calomnie, sous quelque forme
qu'elle se présente et de quelque part qu'elle vienne pour
se ruer sur moi.

vive, qu'à la troisième séance, indigné de vo.
le conseil persister dans une résolution qui lu
paraissait un véritable déni de justice, il rédige:
sa démission, séance tenante (*).

Dans le même temps et d'après le conseil de
M. le préfet de la Seine, j'eus recours à M. le
ministre de l'intérieur, qui, n'accueillant pas la
calomnie, et désirant éviter la contre-enquête à
cause du scandale déjà commencé dans quelques journaux qui rendirent compte de cette
affaire (**), ouvrit une voie de conciliation que
j'acceptai, après qu'elle eut reçu l'approbation
de M. Orfila, à qui je m'en étais complétement
rapporté.

Une lettre *des plus sévères* fut écrite par M. le
ministre de l'intérieur à M. le préfet de la Seine,
pour blâmer la conduite que le conseil avait tenue

(*) Peu de médecins, je crois, ont été à même d'apprécier le noble caractère de M. Orfila; pour moi, je dois
lui rendre cette justice de dire que, dans la circonstance
dont il s'agit, il s'est conduit avec la plus grande loyauté,
et m'a défendu et appuyé de tout son pouvoir, tant auprès du conseil qu'auprès du ministre, et qu'il a tout fait
de son propre mouvement dans l'intérêt de la justice e
de la vérité.

(**) Le mot *jésuitisme* était sorti de la plume acérée de
la *Lancette*; on craignait le *grand jour*.

à mon égard, et j'acceptai le service de la grande infirmerie de Bicêtre (*).

L'affaire en était restée là avec le conseil mais la haine aveugle vivait au cœur de mon indigne accusateur; il fallait venger le déboire de la lettre du ministre et rendre le conseil complice d'une œuvre d'iniquité en empêchant ma réélection. A cet effet, la calomnie fut reproduite auprès des nouveaux membres du conseil, et afin de prévenir toutes démarches de ma part, capables de déjouer ses ténébreuses manœuvres, on m'adressa, au nom du conseil, une lettre dont les deux derniers paragraphes sont ainsi conçus :

« J'ai l'honneur de vous en informer, monsieur « le docteur (de la réélection), parce qu'ayant été « nommé médecin des hôpitaux par décision mi- « nistérielle du 13 septembre 1831, vous vous « trouvez compris dans les propositions que le « conseil va avoir à faire.

« Il compte sur la suite de vos bons soins au- « près des malades, en attendant la *détermina- « tion que prendra l'autorité supérieure.* »

(*) M. Prus, titulaire de ce service, désirait avoir un service à la Salpêtrière; mais, quand il connut la conduite du conseil à mon égard, il refusa net son changement. Quelque désir que j'aie, me dit-il, d'arriver à la Salpê- trière, je ne me prêterai jamais à un pareil déni de justice.

Ces expressions soulignées (je le demande à tout homme de bonne foi) ne faisaient-elles pas entendre que je serais présenté de nouveau par le conseil, et ne devaient-elles pas me mettre, à son égard, dans une entière sécurité?

Cependant, le jour de la réélection arrivé, seul entre mes collègues, je ne suis point réélu; des quatre membres de la minorité qui avaient demandé la contre-enquête en 1835, deux seulement se trouvaient au conseil, et fidèles à la conduite honorable qu'ils avaient tenue à mon égard, ils me donnèrent encore leur voix (*).

(*) L'exacte surveillance que j'ai exercée sur le régime de la maison, mes plaintes presque journalières de la mauvaise qualité du bouillon et des autres aliments que l'on distribuait aux malades, en indisposant l'administration contre moi, n'auront pas peu contribué à la production des calomnies que mon honnête accusateur s'est empressé de recueillir; je dois en dire autant du zèle, du dévouement avec lequel je donnais mes soins aux nombreuses malades qui m'avaient été confiées. Les succès obtenus dans un service jusque-là abandonné, ou livré à un aveugle empirisme, ont pu produire quelques jalousies : mon refus réitéré de me prêter aux scènes scandaleuses du magnétisme; les longues heures que je consacrais au traitement de près de trois cents malades dont se composait mon service; l'administration des bains avec douches ou affusions d'eau froide sur la tête, à environ cinquante malades à la fois, moyen puissant dont je devais étudier jour par

RÉFLEXIONS.

Je m'abstiendrai de qualifier la conduite que le conseil général a tenue à mon égard. Dieu me garde de confondre dans une même réprobation des hommes si différents d'instruction, de moralité et de position sociale! La plupart, sans doute, se sont rendus dignes de l'estime publique ; mais par quelle fatalité, ou plutôt par quelle faiblesse des hommes d'un caractère honorable ont-ils pu se laisser entraîner à un acte si odieusement arbitraire; comment n'ont-ils pas vu toutes les conséquences d'une conduite si peu en rapport avec les exigences d'une saine morale, d'une stricte équité! Il faut le dire, car nous aimons à le croire, le conseil sans doute a vu, avant tout, un de ses membres fourvoyé dans un mauvais

---

jour l'action et les heureux effets que le hasard pour ainsi dire m'avait fait découvrir ; le soin que je prenais, tous les soirs, d'aérer moi-même les dortoirs, pour en faire disparaître la phthisie pulmonaire devenue endémique, ont sans doute concouru à accumuler autour de moi toutes les calomnies que mon accusateur a accueillies avec tant de bonheur, car ces imputations calomnieuses sont de telle nature, s'il faut en croire le peu qui m'en est revenu, que mon imagination même n'a jamais pu les concevoir. Il faut donc que les calomniateurs et le membre du conseil qui s'est associé à leurs calomnies soient d'une immoralité

pas (*), et sans réflexion, sans regarder en ar-
rière, il lui a tendu la main; il n'a pas voulu
assurément être injuste envers moi, mais il a
craint de voir un des siens forcément placé sur la
sellette, en face de l'homme qu'il avait osé ca-
lomnier. Ce n'est pas le conseil, c'est l'esprit de
corps, peut-être, qui a été injuste; et qui sait
s'il n'y a pas là aussi, comme partout, la coterie
aux yeux louches, à l'esprit étroit, tracassier,
égoïste, qui vit de petites passions et se conduit
sans dignité, sans respect pour le corps qu'elle
compromet, qu'elle dégrade?

Le membre du conseil qui s'est fait mon accusateur n'a pas même osé me recevoir; trois fois

---

bien profonde : et en effet, m'a-t-on dit, une surveillante,
accusée par sa sous-surveillante de tribadie, et à l'occasion
de laquelle j'ai été obligé de renvoyer une jeune personne
de seize ans qui l'accusait en pleine salle; un interne par
intérim, qui vivait isolé des autres élèves et se disait, non
sans raison, accusé de pédérastie; enfin une grande fai-
néante épileptique, parente du précepteur des enfants de
mon accusateur, que l'on exemptait des travaux de la buan-
derie, et à laquelle on accordait des sorties contrairement
aux règlements, telles seraient les sources honorables où
le digne membre du conseil aurait puisé ses calomnies.

(*) Ce membre aurait laissé voir à un médecin digne de
toute croyance la crainte où il était que la contre-enquête
ne vînt à mettre au grand jour toute l'iniquité de sa conduite, si, aurait-il dit, *tout cela n'allait pas être vrai.*

je me suis présenté chez lui, et bien qu'il y fût, trois fois on est venu me dire qu'il n'y était pas. Enfin, voulant un refus écrit, je l'ai provoqué en lui demandant un moment d'entretien ; cet entretien me fut refusé. *Je crains*, dit-il, *qu'une entrevue soit pénible pour vous et pour moi.* Que penserez-vous, lecteur, d'un accusateur-juge qui n'ose pas se trouver en présence de l'homme qu'il accuse ? et si vous voulez comparer les petites choses aux grandes, ne trouverez-vous pas, dans la conduite du membre du conseil à mon égard, une imitation au petit-pied de celle qu'a tenue le cardinal duc de Richelieu, lorsqu'il a voulu livrer le malheureux Urbain Grandier aux flammes du bûcher ? Comme lui, il couve sa proie dans l'ombre, provoque, recueille, colporte la calomnie, juge et condamne sans entendre ; et pourtant c'est après la révolution de juillet, et dans un conseil dont le président de la chambre des députés faisait partie, que cette conduite a trouvé une sanction (*) ! . . . . .

Comme la calomnie n'a pas eu le caractère de publicité voulu par la loi pour me permettre de traduire mon adversaire devant les tribunaux,

---

(*) Hâtons-nous cependant de le dire, M. Dupin n'était pas à la séance.

que tout s'est passé dans l'ombre, qu'on n'a pas même laissé les pièces d'acusation un seul jour dans les cartons du conseil, dans la crainte sans doute que j'en prisse connaissance, je me trouve, à son égard, dans le droit de la loi naturelle (*). En ma qualité d'offensé, je suis maître du temps, du lieu et des moyens d'obtenir telle réparation qu'il me conviendra : des travaux importants d'utilité publique à achever m'ont seuls empêché, jusqu'à ce jour, de provoquer cette réparation.

Si quelques médecins, ou d'autres personnes qui ne me connaissent pas particulièrement, se sont laissés aller à croire aux calomnies, et les ont charitablement propagées, je ne puis que les plaindre; une pareille disposition ne fait pas l'éloge de leurs sentiments, car on ne croit pas facilement des autres le mal qu'on n'est pas capable de faire,

---

(*) Chez plusieurs peuples de l'ancienne Grèce réputés par la sagesse de leurs lois, les calomniateurs étaient punis de mort. Parmi les peuples modernes plus corrompus, on a laissé plus de latitude à la calomnie ; aussi, sur ce chapitre de l'honneur, l'insuffisance des lois nous laisse toujours dans l'état de nature; l'honneur d'un homme ne peut avoir de vrai vengeur que lui-même : loin qu'ici la clémence qu'en tout autre cas prescrit la vertu soit permise, elle est défendue. (J.-J. Rousseau, tom. XXIV, pag. 541.)

ou du moins, le penchant à croire le mal de son prochain prouve une faiblesse d'âme qu'un homme de mœurs austères pourrait peut-être qualifier d'immoralité ; et pour ce qui est des calomniateurs ou de ceux qui, vivant de scandale, trouvent une douce jouissance à colporter la calomnie, je n'ai rien à leur dire ; ils peuvent relire l'épigraphe de cet avant-propos, son célèbre auteur les a assez flétris.

RECHERCHES

SUR

LES CAUSES, LA NATURE ET LE TRAITEMENT

DU CHOLÉRA ASIATIQUE.

———

PREMIÈRE PARTIE.

—

Causes et mode de développement de l'épidémie.

MONSIEUR,

Vous avez demandé à la Commission centrale, par la voie de son président, communication des documents qu'elle a publiés ou qui ont été pu; bliés par les diverses administrations sur le choléra qui vient de ravager la capitale. M. le duc de Choiseul a dû vous écrire, au nom de la Commission, que ces documents vous seraient transmis dans le plus court délai. Mais je dois vous dire, avec franchise, que la plupart d'entre eux, publiés avant l'apparition de la maladie, ont peu contribué à garantir la population de ce fléau ; et l'instruction populaire relative au traitement, écrite sur des documents venus de l'étranger, a peut-être été plus nuisible qu'utile, lorsqu'il est apparu.

Presque toutes les Commissions envoyées à l'étranger pour observer cette maladie n'ont rapporté aucun document positif, soit sur son mode de développement et de propagation, soit sur les meilleurs moyens à employer pour la prévenir et la combattre : du moins, ces documents ont-ils fourni peu de lumières utiles.

L'établissement des Commissions sanitaires par quartier a été une heureuse conception. Ces Commissions ont rendu de grands services pour l'assainissement de la voie publique et des habitations particulières ; mais, malgré le zèle et l'activité qu'elles ont déployés, le choléra est venu surprendre Paris avant que la plupart des mesures d'assainissement indiquées, soit par ces Commissions, soit par la Commission centrale, aient pu être mises en exécution.

Malheureusement, on a été à même de se convaincre que leurs prévisions relatives à l'influence que les habitations pourraient avoir sur la production de cette maladie étaient bien fondées ; c'est, en effet, dans les quartiers les plus sales, dans les maisons les plus mal ventilées, les plus mal tenues, en un mot dans les localités les plus insalubres, que la maladie a exercé ses plus grands ravages. (*Voyez la note A.*)

Des excès plus fréquents, une alimentation moins salubre, l'affaiblissement, suite nécessaire d'un travail forcé, d'une nourriture insuffisante et peu substantielle, l'influence prolongée du froid et de l'humidité, faute de feu et de vêtements pour s'en défendre, ont, avec l'insalubrité des quartiers et des habitations, disposé la population pauvre à devenir plus particulièrement la proie de cette maladie.

L'affaiblissement par l'âge et par les maladies antérieures a aussi été une des causes qui ont le plus favorisé le développement du choléra.

Mais quelle a été la cause, pour ainsi dire, matérielle de la maladie, ou par quel concours de causes a-t-elle été produite ; quelle est sa nature, ou, du moins, quel a été son véritable caractère, et quels moyens a-t-on employés avec succès, soit pour la prévenir, soit pour la combattre ? voilà les questions qu'il est important de résoudre. Une autre question, non moins importante, peut-être, à résoudre est celle de la contagion ; je dirai ce que je crois devoir en penser.

Pour traiter ces diverses questions, non d'après des matériaux que l'on peut trouver dans tant d'écrits déjà publiés sur le choléra, mais d'après mes propres observations, abstraction faite de toute idée préconçue, je dois d'abord examiner si la maladie s'est introduite dans Paris par voie de contagion, ou si elle s'est développée spontanément.

Depuis longtemps on prévoyait que le choléra, après avoir passé de l'Inde en Russie, en Pologne, en Prusse, en Autriche, arriverait successivement dans les autres parties de l'Europe ; cependant, comme, malgré les nombreux écrits publiés à l'étranger sur cette maladie ; malgré les renseignements qui avaient été fournis par les diverses Commissions médicales envoyées en Russie, en Pologne, en Prusse, et par des médecins que leur zèle pour la science avait portés à aller étudier la maladie sur les lieux

mêmes où elle exerçait ses ravages, on ne pouvait établir, d'une manière positive, si son développement était spontané, ou si elle ne marchait
que par voie de contagion; il en résulta que
beaucoup de médecins de Paris, se fondant sur
l'heureuse position topographique de la France,
et sur les précautions sanitaires prises aux frontières contre la contagion, pensèrent que ce beau
pays serait probablement préservé d'un pareil
fléau.

D'autres au contraire, et j'ai été de ce nombre,
après avoir observé les brouillards épais, multipliés et d'un caractère particulier qui se sont ma-
nifestés dans le cours de l'hiver, brouillards qui,
d'après les relations de divers voyageurs et de
plusieurs médecins étrangers, avaient paru pré-
céder le développement du choléra dans les pays
qu'ils avaient parcourus ; d'autres, dis-je, ont
pensé que le choléra paraîtrait au printemps, et
je citerai M. le docteur Esquirol qui, plusieurs
fois dans le sein de la Commission centrale de
salubrité, a dit : *Nous l'aurons au mois d'avril.*

Néanmoins, les uns et les autres étaient loin
de penser que ce fléau se trouvait si près d'exer-

cer ses ravages sur la population de Paris; on s'attendait, il est vrai, à voir le choléra passer la Manche; mais on pensait qu'il attaquerait d'abord les villes frontières et que, de là, il s'acheminerait vers la capitale : l'évènement s'est chargé de tromper toutes ces prévisions.

Dès le cours du mois de mars, quelques cas de choléra furent signalés à l'attention publique et presque tous furent révoqués en doute par les médecins chargés d'en constater l'existence; l'on doutait même encore de son apparition, lorsque que tout à coup, dans les derniers jours du même mois, et sous l'influence d'un vent nord-est, très froid, très pénétrant et d'une extrême séche-resse, il se manifesta, à la fois, dans plusieurs quartiers éloignés les uns des autres, et se pro-pagea avec une rapidité effrayante.

Ce fut d'abord dans les quartiers les plus voi-sins de la rivière, dans les rues étroites, dans les maisons mal tenues, dans les logements bas de plafond, encombrés, sales, mal aérés, mal ven-tilés, qu'il se développa, et c'est la classe indi-gente qui fut la première atteinte.

Pendant les premiers jours, l'épidémie parut

presque limitée aux quartiers voisins de la Seine, et n'attaqua que la population pauvre. Du 3 mars au 1ᵉʳ avril, elle s'étendit aux autres quartiers plus éloignés et à la population aisée; mais le nombre des malades y fut dans une proportion beaucoup moindre.

Je dois remarquer ici que, parmi les quartiers les plus éloignés de la rivière, ceux qui ont le moins souffert sont précisément ceux qui se trouvaient les plus abrités des vents d'est-nord-est et nord; que, dans le même quartier, les rues larges, situées sur des points élevés que les brouillards n'avaient pu atteindre que faiblement, ont aussi présenté moins de malades.

1°. Ainsi, d'après la marche de la maladie, je vois que les rues voisines de la rivière, que les rues étroites et tortueuses et par cela même habituellement humides et sales, où les brouillards ont été fréquents, abondants, plus épais et plus chargés de miasmes (*), ont présenté les cas de

---

(*) Depuis plus de 3o ans que j'habite Paris, je n'avais jamais vu des brouillards aussi épais, qui se soient re-

choléra les plus nombreux et les plus graves.
(*Voyez la note B.*)

2°. Je vois aussi que les quartiers qui se sont trouvés le plus directement sous les vents du nord, ont été les plus maltraités par l'épidémie ; même observation a été faite pour les rues et même pour les maisons. (*Voyez la note C.*)

3°. Je vois encore que, du moment où les vents du nord ont cessé de souffler, l'épidémie a diminué rapidement d'intensité ; les malades ont été moins nombreux et les attaques moins graves ; et je vois aussi que la recrudescence de l'épidémie a eu lieu sous l'influence des mêmes vents (*).

4°. Enfin, je vois que, sans être atteintes du choléra, un nombre prodigieux de personnes ont ressenti l'influence épidémique sous des formes très variées, soit par un trouble réel de quelques

---

produits aussi fréquemment, et qui aient été d'une âcreté aussi pénétrante.

On avait observé, pendant le cours de 1831 , un excédant de 185 jours de brouillards et de pluie (Chap. V , p. 72, de la Statistique du choléra).

(*) Voyez Chap. III , p. 50 et 51 , et Chap. V , p. 73 , du rapport de la Commission statistique.

unes des fonctions digestives, soit par des fièvres
intermittentes tantôt simples, tantôt d'un caractère nerveux, particulier, soit enfin par un état
très remarquable de malaise, de langueur, de
tristesse : on n'était pas malade, mais on ne
jouissait pas d'une santé parfaite, on avait moins
d'appétit; les digestions étaient plus lentes,
moins faciles; le sommeil était moins calme,
moins réparateur; on éprouvait des lassitudes,
des crampes passagères, et l'on sentait le besoin
de se couvrir pour se garantir du froid.

D'après ce qui vient d'être exposé, je crois
donc être fondé à conclure que le choléra ne
s'est point introduit dans Paris par voie de contagion, mais qu'il s'y est développé spontanément,
et que la cause, pour ainsi dire, matérielle de
l'épidémie dont il est question peut facilement
être déduite des circonstances qui l'ont précédée
et accompagnée; car il est pour moi de toute évi-
dence que sa production a été due à un concours
particulier de circonstances dépendantes de la
constitution atmosphérique.

En effet, pour qu'une épidémie comme une
maladie quelconque puisse se produire, il faut

le concours de deux causes : l'une que l'on nomme prédisposante et l'autre efficiente.

La cause prédisposante est celle qui met l'organisation dans de telles conditions, que si, tant que dure cet état, une autre cause vient à agir sur elle, il y a production de maladie; c'est cette cause qui fait naître la maladie, que l'on nomme efficiente.

Ainsi, pour qu'une maladie se produise, il faut de toute nécessité le concours de deux choses : savoir, un état ou disposition particulière de l'organisation, et pendant que cet état existe, une action, sur l'économie, d'une cause quelconque capable de développer la maladie, en sorte que la disposition existant, si la cause efficiente ne vient point à agir, il n'y aura pas de maladie produite, et, réciproquement, la cause efficiente aura beau agir, si l'économie n'est pas disposée à recevoir l'influence de son action, elle ne produira aucun dérangement dans la santé.

Or, personne n'ignore, et les médecins de tous les siècles ont constamment observé, que les maladies dépendantes de la constitution atmosphérique sont le produit des dispositions qu'elle a fait naître durant les trois à quatre mois qui ont précédé leur apparition ; c'est ainsi qu'après avoir vu régner dans Paris et la banlieue, pendant l'hiver, une température analogue et des brouillards semblables à ceux qui avaient précédé le développement du choléra dans le nord de l'Europe, on pouvait, avec quelque raison, annoncer qu'au printemps, cette maladie envahirait la capitale; par la même raison, on pouvait prévoir que les lieux les plus bas, les plus voisins de la Seine, les rues les plus étroites, les plus humides, les maisons les plus mal propres et les moins aérées, seraient, sans doute, ceux où la maladie exercerait les plus grands ravages; parce que les habitants s'étaient trouvés plus longtemps et plus fortement soumis à l'influence des brouillards et de l'humidité et à l'action des diverses causes locales d'insalubrité propres à donner plus d'intensité à cette influence : on devait aussi prévoir que le contraire aurait lieu pour les habitants des quartiers éloignés de la Seine, des rues larges, des maisons salubres, et c'est, en effet, ce qui a été observé durant tout le cours de l'épidémie (*).

_____

(*) Rapport de la Commission sur la marche et les effets

Ce que l'on pouvait encore prévoir, c'est que le nombre des malades, comme la gravité de la maladie, diminuerait à mesure qu'on avancerait dans le printemps, parce que la nouvelle constitution atmosphérique, à laquelle l'organisation serait soumise, modifierait son état antérieur, et qu'ainsi la disposition acquise au choléra, par l'influence atmosphérique hivernale, se perdrait chaque jour, et finirait par disparaître entièrement.

Mais pouvait-on prévoir que le choléra se montrerait sous la forme d'une épidémie aussi intense ; je réponds non, et je pense même que la constitution atmosphérique du printemps aurait pu être telle, qu'à peine si le nombre des malades affectés du choléra aurait pu constituer une épidémie. C'est, en effet, je crois, ce qui serait arrivé si, au lieu du vent nord-est si froid, si desséchant, qui a régné avec violence et sans interruption, depuis la fin de mars jusqu'au milieu d'avril, nous avions eu, par exemple, un vent du sud,

---

du choléra-morbus dans Paris et le département de la Seine, chap. VI.

sud-ouest ou sud-est; le vent nord-est est venu saisir l'organisation au moment où elle était tout entière et au plus haut degré, dans la disposition que la constitution hivernale avait fait naître. Cette cause active, intense, a été la cause efficiente du choléra; elle a agi avec d'autant plus d'efficacité qu'elle a trouvé l'organisation parfaitement préparée à recevoir son influence, et que son action a été vive et continue, le jour comme la nuit.

Avec la cessation de ce vent, on a vu la maladie diminuer rapidement, tant sous le rapport du nombre des malades que sous celui de la gravité de la maladie.

On a vu aussi que les quartiers et les rues les plus abrités de son action ont offert un bien plus petit nombre de malades, et ce qu'il faut bien remarquer, c'est que les points élevés de Paris comme de la banlieue, qui n'ont pas été sous l'influence des brouillards, ou qui ne l'ont été qu'à un faible degré, et qui néanmoins n'étaient point abrités du vent du nord et particulièrement de celui du nord-est, n'ont eu que peu ou point de malades, et qu'il en a été de même des lieux bas qui se sont trouvés abrités de ces vents, bien qu'ils eussent été sous l'influence des brouillards : dans le premier cas, la prédisposition n'avait pu se produire; dans le second, elle existait sans doute, mais la cause efficiente n'avait pas pu agir (*).

(*) On dira sans doute que, dans cette manière de raisonner, la maladie n'aurait pas dû avoir une période de recrudescence, sous l'influence d'un état atmosphérique presque opposé à celui qui a existé au moment de l'invasion et durant la période ascendante de l'épidémie ; à cela, je réponds d'abord que cette recrudescence a eu lieu sous l'influence du même vent, et j'ajoute que la disposition des individus à contracter le choléra a pu et a dû même se produire d'une manière plus tardive pour les uns que pour les autres, et que la cause efficiente qui donne lieu au développement d'une maladie, chez un individu, peut ne pas produire le même effet chez un autre, bien qu'il soit, cependant, dans la même disposition ; tandis qu'une cause efficiente, de nature, en quelque sorte, opposée, la fera naître. Ainsi deux personnes, étant en sueur, boivent de l'eau froide ; l'une est bientôt prise d'une fluxion de poitrine, d'une gastrite ou d'une gastro-entérite, etc., tandis que l'autre n'éprouve pas le moindre dérangement de santé ; et le contraire pourra arriver si, au lieu de boire de l'eau froide, elles prennent un bol de vin chaud. Ici la disposition, comme on voit, est parfaitement la même ; c'est l'état de sueur que

je suppose, pour plus d'exactitude, avoir été produit par la
même cause, comme un exercice violent, par exemple,
et cependant deux causes de nature opposée, venant à
agir, donnent lieu au développement de la même maladie.

DEUXIÈME PARTIE.

—

Nous venons de voir que le choléra qui a régné dans Paris s'est développé spontanément, et que sa marche ainsi que la constitution médicale qui a précédé son apparition et qui s'est fait sentir pendant sa durée prouvent d'une manière évidente que son développement a été dû à un concours particulier de circonstances dépendantes de la constitution atmosphérique, circonstances dont l'action a été singulièrement favorisée, soit par des causes locales d'insalubrité, soit par l'âge, soit par un état maladif antérieur, soit, enfin, par un régime peu conforme aux règles de l'hygiène.

Il me reste maintenant à examiner quel a été le véritable caractère de cette maladie, et quels moyens ont été employés, avec succès, soit pour la prévenir, soit pour la combattre.

Caractère de la maladie.

Le caractère d'une maladie se déduit :

1°. Des circonstances qui favorisent son développement;

2°. De la nature des symptômes qu'elle présente;

3°. De la succession de ces symptômes ;

4°. Du mode de terminaison qu'elle affecte;

5°. Des altérations que l'on rencontre dans le cadavre des personnes qui succombent ;

6°. Des succès obtenus des divers modes de traitement qui ont été employés.

Les circonstances qui, en général, paraissent avoir le plus favorisé le développement du choléra sont :

1°. L'insalubrité des lieux, résultant de la malpropreté, du défaut de jour et de ventilation, d'une humidité permanente, de l'exiguité des pièces habitées, de l'abaissement du plafond relativement aux autres dimensions de la pièce, et de l'encombrement par des meubles et surtout par le grand nombre de personnes accumulées dans une même habitation ;

2°. L'âge, la vieillesse et la première enfance

caractérisées l'une et l'autre par la faiblesse de l'organisation ;

3°. L'état maladif, particulièrement celui qui, résultant d'une affection chronique, était accompagné d'une débilité plus ou moins grande ;

4°. Les excès en tout genre, qui tous ont un effet débilitant plus ou moins immédiat;

5°. Enfin la peur, les affections morales tristes, une nourriture insuffisante ou de mauvaise qualité, peu substantielle, ou d'une digestion difficile, le défaut de vêtements et de feu pendant la saison froide; en un mot, la misère et son hideux cortége, toutes causes propres à affaiblir l'organisation au plus haut degré.

Ainsi, l'on voit qu'avec l'insalubrité des lieux, toutes les circonstances qui concourent le plus puissamment à la production du choléra agissent comme causes débilitantes.

Symptômes du choléra.

Mon but n'est pas de donner ici une description détaillée du choléra; tant d'écrits ont été publiés sur cette maladie, que je ne ferai que répéter ce qui a été exposé, avec le plus grand soin, dans plus d'une monographie ; je me bornerai donc à rappeler les traits principaux qui la caractérisent.

Invasion.

On peut rapporter à deux formes principales le mode d'invasion du choléra.

Le plus ordinairement, c'est par le trouble des voies digestives qu'il annonce sa marche ; souvent les intestins seuls sont le siége de ce trouble ; quelquefois l'estomac est affecté en même temps ; mais, dans la plupart des cas, le trouble de cet organe se manifeste plus tard, et chez un assez grand nombre de malades, il ne participe que faiblement aux phénomènes morbides qui se passent vers les intestins.

La dyssenterie quelquefois, souvent la diarrhée ordinaire, avec ou sans coliques, précèdent la diarrhée que j'appellerai *cholérique* à cause du caractère particulier que présentent les évacuations.

Le trouble de l'estomac se manifeste par l'inappétence, par une anxiété précordiale (*) ordinairement assez faible, une espèce de langueur, de

_____

(*) Vers l'estomac..

malaise vers la région de cet organe, qui devient sensible au toucher : plus tard, il survient des nausées et souvent des vomissements ; quelquefois aussi les vomissements se manifestent presque subitement, après le repas surtout, et semblent alors comme provoqués par une indigestion ; la douleur à l'estomac est, dans ce cas, ordinairement fort vive.

La matière des vomissements contient d'abord les aliments, souvent mêlés de bile ; le malade ne vomit ensuite qu'une eau trouble, semblable à la décoction de riz, ou au petit-lait non clarifié, dans lequel on voit nager quelques parcelles de matière caseuse ; avec cette matière, se trouvent, parfois, quelques gorgées de bile ; mais, le plus ordinairement, elle est sans mélange.

Presque toujours la diarrhée cholérique précède les vomissements ; ou si le malade ne rend pas des selles liquides, dont la matière paraît, en tout, semblable à celle des vomissements, on trouve, en examinant le ventre, qu'il est gros et plein d'une matière sans consistance, tandis qu'il est plat et même un peu rentré chez les malades qui ont le dévoiement. Les ouvertures de cadavres ont

prouvé que, dans le premier cas, la matière cholérique versée dans les intestins y est retenue,
tandis qu'elle en sort à mesure, dans le second.

Le dévoiement cholérique est quelquefois sans
douleur, et le malade peut facilement retenir les
garde – robes ; mais , le plus ordinairement , il
éprouve une douleur plus ou moins vive entre l'om-
bilic et le creux de l'estomac ; dans certains cas ,
cette douleur est constante, quoique variable d'un
instant à l'autre quant à l'intensité ; dans d'autres,
elle se reproduit passagèrement , avant chaque
évacuation, et semble irradier des deux côtés du
ventre, qui devient sensible à la pression.

Après un jour ou deux, et quelquefois après
quelques heures de l'état que je viens d'exposer,
les urines se suppriment ; il se manifeste des
crampes plus ou moins vives dans les muscles du
ventre et dans ceux des membres , particulièrement des membres inférieurs ; ces derniers, dans
le plus grand nombre des cas, sont seuls affectés :
ces crampes, en général très douloureuses , font
parfois pousser des cris aux malades. Ce symptôme,
dans quelques cas rares, a précédé les vomissements
et même le dévoiement cholérique ; mais je dois

redire encore que, dans les cas où le choléra s'est promptement développé, sans qu'il soit survenu des évacuations alvines, j'ai remarqué que le ventre était distendu par des matières contenues dans les intestins; et, à l'ouverture des cadavres, j'ai trouvé qu'ils en étaient remplis; même observation a été faite par divers praticiens (*).

(*) Les crampes ont quelquefois existé sans qu'il soit survenu ni vomissements, ni dévoiement; j'en ai éprouvé pendant plusieurs jours, au fort de l'épidémie, dans les muscles droits et obliques gauches du ventre, et dans ceux de la cuisse et de la jambe du même côté; je n'ai rien éprouvé du côté droit; ces crampes cédaient promptement à la chaleur du lit, et durant le jour elles étaient passagères et peu douloureuses.

En même temps que j'avais ces crampes légères, je ressentais, par moments, une sorte de fadeur de l'estomac, voisine de la nausée, qui disparaissait dès que je prenais quelques pastilles de menthe.

Une infusion d'absinthe prise le matin à jeun, les pastilles de menthe et un sachet contenant deux gros de camphre porté à nu sur la région de l'estomac ont suffi pour dissiper ces symptômes; comme les crampes ont paru d'abord, le camphre est aussi le premier moyen dont j'aie fait usage, et, dès le premier jour, elles avaient sensiblement diminué de fréquence et d'intensité : le deuxième jour, elles se firent sentir plus faibles encore, et le troisième jour, elles s'étaient complètement dissipées. Je note ici cette coïncidence, parce que je croyais peu

En général, la production des crampes coïncide avec la décomposition rapide des traits; alors, presqu'en même temps, le froid s'empare du malade. La face profondément altérée marque un état de stupeur; les yeux s'enfoncent dans l'orbite et s'entourent d'un large cercle brunâtre; la langue est ordinairement blanche, plate, pâle et froide ; le corps prend une teinte bleuâtre très apparente à la figure et sur les membres, particulièrement sur les avant-bras et les jambes, où elle forme souvent des espèces de marbrures ; la peau devient flasque; celle qui couvre les mains et les doigts, les pieds et les orteils semble comme décollée et flétrie.

à l'efficacité de ce moyen, et je la note avec d'autant plus de conviction, qu'après quatre à cinq jours, de légères crampes se firent de nouveau sentir, et toujours du même côté; j'examinais alors le sachet, il ne contenait plus de camphre; j'en remis une seconde fois, et les crampes disparurent de nouveau.

Je consigne le fait que je viens de faire connaître, sans prétendre en rien conclure quant au mode d'action du camphre; j'abandonne ce soin à ceux qui croient devoir ou pouvoir tout expliquer. Je dirai, cependant, qu'à l'exception d'un léger sentiment de chaleur que j'éprouvais à la surface de la peau qui était en contact avec le sachet, je ne me suis aperçu d'aucun autre effet sensible.

L'amaigrissement de ces parties comme celui du visage est presque instantanément porté au plus haut degré; le pouls est petit et fréquent, l'haleine froide, la respiration profonde et anxieuse, pénible; les battements du cœur deviennent de plus en plus faibles, et à mesure, le pouls devient plus petit et finit par disparaître entièrement; il y a de l'insomnie et beaucoup d'agitation.

Le malade saisi, pour ainsi dire, plein de vie par une destruction aussi rapide, conserve ordinairement toutes ses facultés morales, et succombe avec une entière connaissance et souvent avec un sentiment d'indifférence remarquable.

Ainsi, en résumant la marche que le choléra a suivie dans le plus grand nombre des cas que l'on a observés durant le cours de l'épidémie, on peut distinguer, dans son développement, diverses périodes caractérisées comme il suit :

Première période : trouble des voies digestives, diarrhée avec douleur vive et quelquefois peu ou point douloureuse; selles liquides fréquentes, plus ou moins abondantes, faciles à retenir, sans douleur, ni cuisson au fondement, composées de matières semblables à la décoction de riz ou au petit-lait trouble, dans lequel nageraient des flacons de substance caseuse.

Vomissements de matières analogues sans de grands efforts; douleur à l'épigastre variable pour son intensité, quelquefois très vive et plus ordinairement assez facile à supporter; région épigastrique sensible au toucher; langue généralement pâle et plate.

Les vomissements n'ont pas été un symptôme constant; un assez grand nombre de malades n'ont éprouvé qu'une sorte de malaise à l'estomac, qui n'a pas même été jusqu'à la nausée.

Deuxième période : décomposition des traits, les yeux s'enfoncent profondément dans l'orbite, tous les muscles de la face semblent se retirer.

Le teint devient plombé et bleuâtre, la voix s'altère, devient faible, rauque et comme sépulcrale; les extrémités sont froides, bleuâtres, vergetées; la peau qui recouvre les mains et les pieds est flasque, gluante et semble décollée; la langue est pâle, plate et froide; le pouls est petit et fréquent, la respiration anxieuse, l'haleine froide; les urines sont supprimées; il y a des crampes fréquentes et très douloureuses; la douleur à l'épigastre persiste, s'étend quelquefois à tout le ventre, et d'autres fois seulement le malade se plaint d'un état d'angoisse, d'un sentiment de langueur qu'il éprouve dans la région de l'estomac.

Troisième période : les crampes, les vomissements et les déjections tantôt persistent et quelquefois s'arrêtent; augmentation du froid et de l'altération des traits, haleine plus froide encore, respiration plus anxieuse, voix presque éteinte, pouls filiforme, disparaissant sous les doigts, devenant nul; alors battements du cœur insensibles, et bientôt la mort, s'il ne survient point de réaction.

Quatrième période : lorsque, dans le cours de la deuxième période, que nous désignerons, avec plusieurs auteurs qui ont traité du choléra, sous le nom de période bleue, période *cyanique*, ou même dans le cours de la troisième, que nous appellerons aussi période *asphyxique*, il survient de la réaction, le malade passe alors dans une quatrième période, que l'on a généralement désignée par la dénomination de *période de réaction*.

Cette période, comme on voit, peut, dans le cours de la maladie, être la troisième; la période asphyxique, alors, manque, par cela même que la réaction s'établit durant le cours de la période cyanique.

Lorsque la réaction survient, la chaleur se rétablit; le pouls, s'il a disparu, redevient sensible, d'abord comme un fil, puis reprend de la force; la main, portée sur la région du cœur, en sent les mouvements, d'abord très légers, et, peu de temps ensuite, plus ou moins forts et réguliers; la respiration, cependant, continue à être anxieuse; la langue et l'haleine se réchauffent lentement; il y a de l'agitation, de l'insomnie; le malade élève les bras comme pour soulever ses couvertures; il se jette à droite, à gauche et semble chercher à la fois de l'air et une place où il puisse rester à son aise; souvent alors, il survient une sueur visqueuse qui le fatigue; cette sueur a une odeur toute particulière qui ressemble à celle des évacuations alvines, et qu'on pourrait désigner par le nom d'odeur *cholérique*, tant son caractère est remarquable; il survient encore quelques crampes, par intervalles, et les urines restent supprimées, ou ne sont sécrétées qu'en petite quantité.

Cinquième période : on pourrait admettre une cinquième période ou période des crises, durant laquelle il s'établit des évacuations qui jugent la maladie et ramènent l'état de santé. Les sueurs, des garde-robes bilieuses et surtout des urines abondantes sont les évacuations critiques que l'on a le plus fréquemment observées ; le retour des urines a toujours, ou presque toujours, été d'un augure favorable, surtout lorsqu'elles sont devenues abondantes.

La période de réaction pourrait, à la rigueur, être considérée comme une maladie nouvelle qui reconnaît, pour cause immédiate, les désordres produits par le choléra ; aussi a-t-on généralement été obligé, dans cette période, de se diriger, quant au traitement, d'après les symptômes les plus saillants, et de ne faire, pour ainsi dire, qu'une médecine symptomatique.

TROISIÈME PARTIE.

—

Je viens de faire connaître la nature et la succession des symptômes qui caractérisent la marche du choléra : il me reste maintenant à parler de sa terminaison, des observations nécroscopiques qui ont été faites, du traitement qu'il convient d'administrer pour le combattre, et des moyens que l'on peut employer utilement pour se soustraire à son action, en résistant à l'influence épidémique.

La terminaison du choléra a lieu par le retour à la santé, si les évacuations alvines et les vomissements s'arrêtent spontanément ou sont arrêtés dans le *cours de la première période.*

Dans la deuxième période, il peut se terminer par le retour à la santé; si les vomissements et le dévoiement s'arrêtent ou changent de nature ; mais la réaction qui survient ne peut pas toujours sauver le malade, et le danger qu'il court est, toutes choses égales d'ailleurs, ordinairement relatif à la quantité de matière qui a été évacuée, ou qui s'est épanchée dans les intestins.

Dans la troisième période, les chances de guérison sont bien incertaines ; le malade succombe souvent sans qu'il puisse s'établir de réaction, et quand elle s'établit, les désordres qui sont survenus et que le mouvement réactionnaire doit surmonter sont, en général, portés à un si haut degré, que, malgré tous les efforts de l'art, il arrive fréquemment que le malade périt dans la réaction même.

Nécropsie.

A l'ouverture des cadavres, on observe des altérations pathologiques de nature variée, suivant l'époque à laquelle les malades succombent ; mais chez tous on trouve une quantité plus ou moins grande de matière *cholérique* épanchée dans les intestins et quelquefois dans l'estomac ; cette matière, remarquable par une odeur fade, *sui ge-*

neris, est très liquide et généralement peu ou
point colorée; elle ressemble, comme l'ont écrit
tout les auteurs qui ont traité du choléra, à une
décoction de riz trouble, ou à du petit-lait non
clarifié.

L'estomac quelquefois, et toujours les intestins, présentent un développement anormal des
cryptes de Peyer et des plaques de Brunner (*), qui
ne ressemble pas mal, dans bien des cas, à une
sorte d'éruption varioleuse. Ce développement
n'est, en général, très marqué que sur quelques
parties des intestins; dans quelques cas rares, à
la vérité, on le rencontre sur toute la longueur
du tube intestinal; je l'ai aussi observé à l'ouverture du corps de quelques personnes mortes d'une
maladie étrangère au choléra, mais durant le
cours de l'épidémie les intestins alors étaient
remplis de matière semblable à celle que rendent
les cholériques.

La membrane muqueuse de l'estomac et des
intestins, quelquefois celle des intestins seulement, présentent des plaques rouges à des degrés

_____

(*) Espèce de petites glandes dont ces parties sont par-
semées à l'intérieur.

différents d'intensité, en tirant sur le brun; ces plaques, tantôt rares, tantôt plus ou moins nombreuses, varient de grandeur et de forme; on les remarque ordinairement dans le voisinage des cryptes devenus saillants, en général, sans qu'il existe une altération sensible du tissu muqueux; dans quelques cas rares, cependant, il y a ramollissement et épaississement de la membrane muqueuse.

La vessie est vide et rétractée; tous les organes sont gorgés d'un sang noir, diffluent; les veines, dans toutes les parties du corps (*), les gros vaisseaux qui se rendent au cœur et les cavités du cœur, contiennent un sang noir de même nature, que tous les médecins s'accordent à comparer, pour la consistance et les autres qualités physiques, à de la gelée de groseille; les artères sont vides, les muscles sont poisseux. Le système nerveux ganglionnaire, la moelle épinière et le cerveau ne présentent, ordinairement, aucune altération particulière; mais les vaisseaux des mé-

---

(*) Les veines qui se distribuent aux intestins sont quelquefois tellement gorgées de sang, qu'elles présentent l'aspect d'une injection des plus déliées, et donnent à certains points du tube intestinal un aspect inflammatoire.

ninges (*) et les sinus de la dure-mère sont presque
toujours gorgés d'un sang noir semblable à celui
qui se rencontre dans les veines et les gros vaisseaux qui partent du cœur. Lorsque le malade
succombe dans la période de réaction, une grande
partie des altérations que je viens de signaler ne
se rencontrent plus; il s'en présente d'autres qui
varient suivant la nature de l'affection qui s'est
développée consécutivement.

*Analyse du sang des cholériques et de la
matière rendue dans les évacuations.*

Le docteur Dubouchet, de Lyon, dans son
mémoire intitulé *Observations sur le choléra-
morbus, faites en Angleterre, en Écosse et
à Paris,* dit (page 24) : « O'shungnessy, chi-
» miste distingué, s'est livré, à Newcastle, à des
» travaux des plus intéressants. Il a trouvé que
» le sang des cholériques présentait beaucoup
» moins de sérum et presque pas de traces des
» sels à base de soude qui lui sont propres; d'un
» autre côté, il a rencontré, dans les matières des
» déjections, tout ce qui manquait au sang : le
» sérum et les sels à base de soude, dans les

(*) Membranes qui enveloppent le cerveau.

» mêmes proportions ; ces matières sont de plus
» composées d'albumine et de fibrine : la partie
» caseuse analogue à du blanc d'œuf n'a pas of-
» fert, dans sa composition, autre chose qu'une
» fibrine altérée. »

Des résultats analogues ont été obtenus par les
divers chimistes qui, dans différents pays ravagés
par le choléra, se sont livrés à l'analyse du sang
des cholériques, et des matières rendues par les
vomissements et les déjections alvines. Je citerai, entre autres, le travail intéressant de M. Le
Cannu, mon collègue au Conseil de salubrité, et
professeur au Collège de pharmacie.

L'analyse chimique prouve donc, d'une manière évidente, que le sang des cholériques est
altéré dans sa composition, dans ses éléments ;
qu'il a perdu une partie de sa sérosité, et presque
tous ses sels ; elle prouve aussi, non moins évidemment, que cette sérosité s'est versée dans
l'estomac et les intestins, et qu'elle a entraîné ces
mêmes sels avec elle.

La nature du choléra devient dès lors facile à
expliquer et à concevoir ; le sang, en perdant
une partie plus ou moins grande de sa séro-

sité et de ses sels, perd, d'une part, de sa
fluidité, ce qui en arrête la circulation, ou,
du moins, l'enraie dans le système capillaire;
et, de l'autre, il cesse d'être apte à subir l'hématose; il entre noir dans les poumons et revient
au cœur aussi noir qu'il en était sorti, en sorte
que deux causes physiques, matérielles pour
ainsi dire, tendent à faire périr le malade atteint du choléra, savoir : le défaut de circulation
par l'épaississement du sang, suite de la perte
qu'il a faite de sa sérosité; et l'absence de toute
transformation du sang *noir* en sang *rutilant*,
dans son passage à travers les organes pulmo-
naires, par suite de cette même perte de sérosité et des sels qu'elle entraine avec elle (*).

(*) Ceci est, je crois, une réponse sans réplique aux
assertions des gens du monde qui, s'érigeant en juges des
médecins, prétendent qu'ils ne connaissent rien au choléra.

A l'appui de cette étiologie, je citerai, entre autres,
les passages suivants, extraits du *Dictionnaire de médecine
ou Répertoire général des sciences médicales* (t. 7, p. 507),
« d'après les recherches de MM. Davy et Barruel : L'air
inspiré, y est-il dit, ressort des poumons, dans l'expira-
tion, à peu près tel qu'il y est entré; quand il perd de
l'oxygène, il n'en perd que fort peu, du moins chez les
cholériques cyanosés. Nul de ** que ce défaut d'oxygé-

Ainsi la mort du cholérique, chez lequel il ne s'établit pas de réaction, a donc lieu, à la fois, par asphyxie et par défaut de circulation, et

nation ne dépende de la diminution constatée dans la quantité des sels du sang, et que cette différence ne joue un rôle important dans le mécanisme des phénomènes que nous offre le choléra. Et plus loin, p. 534 et suivantes.

Le lecteur, s'il se rappelle ce que nous avons dit des changements opérés dans le sang et de la composition chimique des matières excrétées, n'aura pas de peine à comprendre comment, aussitôt la publication des analyses de M. O'shungnessy, l'idée est venue aux praticiens de chercher à remédier aux pertes faites par le sang, en administrant des substances salines; il paraît que, par instinct ou autrement, les paysans de quelques contrées de la Russie avaient été conduits, dès 1830, à une médication de ce genre. Nous fûmes même témoin de quelques essais tentés avec le sel de cuisine, par M. Searle, à Varsovie, en 1831; mais ce n'est qu'en 1832 que les hommes de l'art, guidés par l'analyse chimique, ont régularisé cette méthode, et c'est en Europe que les premiers essais ont été tentés. M. le docteur Thomas Latta, praticien à Leith, imagina d'abord d'administrer en lavements, et de faire boire une dissolution saline, espèce de sérum artificiel, plus ou moins analogue à celui du sang ; mais n'ayant pu réussir à arrêter par là les vomissements, il eut recours à l'injection dans le système veineux, et les succès qu'il obtint d'abord ayant bien vite éveillé l'attention, on répéta ses expériences à Édimbourg, à Glascow, et dans plusieurs autres villes d'Angleterre, de la manière et avec les résultats que nous allons dire :

l'asphyxie a lieu ici, non pas faute d'air, non pas parce que le malade respire un air impropre à la respiration, mais parce que le sang qui est

---

La composition du liquide injecté n'a pas toujours été la même. En général, on faisait dissoudre trois gros de sel commun (hydrochlorate de soude) et un scrupule de carbonate de soude dans cinq à six livres d'eau. Cette proportion, plus forte en substances salines que celle dont se servit d'abord M. Latta, est à peu près celle qui a été adoptée par la majorité des expérimentateurs. Quelques uns ont ajouté quelque peu d'albumine, mais sans aucune espèce d'avantages.

Cette mixture doit être injectée en peu de temps, once à once, par l'une des veines du bras, qu'on aura soin de ménager le plus possible et de panser convenablement, pour empêcher le développement de la phlébite. La température de la dissolution sera soigneusement maintenue au même degré pendant toute la durée de l'opération. Le degré de chaleur qu'il convient d'adopter est celui de la chaleur ordinaire du sang (110 à 112 degrés de Fahrenheit, 37 centigrades).

Quant à la quantité qu'il convient d'injecter, c'est ce qu'il est difficile de déterminer.

Quelques livres ont suffi dans plusieurs cas; dans d'autres, il a fallu aller beaucoup plus loin. M. le docteur Lewin l'a portée une fois jusqu'à 33 livres, en 52 heures, et le succès couronna ses efforts.

Occupons-nous maintenant des effets produits. Ces injections n'ont été faites que sur des cholériques cyanosés, considérés par les médecins comme voués à une mort certaine. D'après un relevé fait par M. Littré (*Gazette médicale*, 1833, n⁰ˢ 94 et 97), sur 74 cas, il y aurait eu soumis à son contact, ayant perdu une grande partie de sa sérosité et de ses sels, n'est plus apte à subir la transformation qui constitue l'hématose.

---

22 guérisons; ce qui est beaucoup, si nous admettons comme vraie la position désespérée des malades. Du chiffre définitif, si nous passons à l'examen des observations particulières, nous trouverons, même dans l'histoire de ceux qui ont succombé, la preuve que ce moyen n'a pas été sans action.

En effet, chez presque tous les malades, on a constaté qu'à peine le liquide salin était mêlé au sang : le malade, auparavant froid, sans pouls et cyanosé, éprouvait un mieux marqué ; le pouls se relevait ainsi que la chaleur ; l'aspect cholérique disparaissait, la voix reprenait toute sa force, le malade sa gaîté, résultats dont la promptitude étonnait au plus haut degré les assistants. Il était évident qu'une stimulation salutaire s'opérait sous l'influence du liquide injecté ; mais il est vrai que cette stimulation n'a souvent été que momentanée, et que le collapsus s'est reproduit au bout d'un temps, en général, assez court, au bout de quelques heures. Dans ce cas, de nouvelles injections ont amené, chez plusieurs, un mieux décisif, tandis que, chez d'autres, elles sont restées sans action. A l'autopsie, on n'a découvert aucune lésion qu'on pût attribuer au moyen employé, de même que, pendant la vie, on n'avait remarqué aucun symptôme nouveau qui en trahît les inconvénients.

Sur les 74 cas cités, la phlébite ne s'est développée qu'une seule fois. On ne peut donc déduire de cet accident aucune objection contre cette méthode. »

Les heureux résultats obtenus par l'usage soit du lait, soit de l'eau contenant une certaine quantité de sel, et

On voit donc, d'après ce qui vient d'être exposé, que la nature du choléra est bien connue, et que l'étiologie de cette cruelle maladie explique parfaitement pourquoi l'art doit être si souvent impuissant pour l'arrêter dans sa marche, comme pour remédier aux désordres qu'elle a produits dans l'organisation, lorsque la réaction s'établit ; aucune affection peut-être n'est mieux connue et n'a mieux été étudiée dans ses moindres détails.

Mais comment se fait cette décomposition du sang ? est-il primitivement altéré ? et peut-on penser que, par suite de cette altération, sa sérosité, entraînant ses sels avec elle, est versée en abondance dans l'estomac et les intestins, ou bien est-il plus présumable que ces organes deviennent le siége d'une fluxion ou sécrétion morbide qui, s'exerçant avec une activité plus ou moins grande, dépouille, plus ou moins rapi-

pris tant en boisson qu'en lavement (voyez le journal, *le Belge*); ceux plus remarquables encore qui ont suivi l'injection dans les veines d'une eau salée à la température du sang, sont donc autant de faits qui confirment la vérité de l'opinion que je viens d'émettre sur la nature du choléra.

dement le sang de sa sérosité et de ses sels :
cette dernière hypothèse me paraît la plus pro-
bable ; elle me semble même acquérir une sorte
de certitude, si l'on fait attention qu'il suffit
d'arrêter à temps les évacuations pour prévenir
le développement de la seconde période du choléra, et que, toutes choses égales d'ailleurs, les
malades chez lesquels elle s'est développée cou-
rent d'autant moins de dangers, qu'ils ont moins
perdu par les évacuations ; c'est, du moins, ce que
j'ai remarqué durant tout le cours de l'épidémie,
et la même remarque a été faite par la plupart
des médecins qui ont observé le choléra dans des
localités différentes, souvent très éloignées les
unes des autres ; ainsi le docteur Schasken, dans
sa relation de l'épidémie qui a ravagé la commune de Vilaine-en-Haye, pendant les mois de
juin et juillet 1832, dit (page 10, Nancy, 2ᵉ édi-
tion) : « Le flux de ventre précède les autres
» symptômes, souvent de plusieurs jours » ; et plus
loin (page 17) : « Tous les cholériques avaient
» d'abord le flux ; » enfin, en parlant du traitement (page 32) : « Les personnes, dit-il, qui
» arrêtent le flux se préservent du choléra. »

Même observation a été faite à Guérissant et à Narbonne. (*Voir la note D.*)

Je ne parlerai pas du choléra foudroyant, que divers médecins ont aussi appelé choléra spasmodique, ou asphyxie foudroyante; car je n'ai pas été dans le cas de l'observer, et peu d'auteurs en font une mention particulière suffisamment développée. Pour en donner une idée exacte, je citerai cependant le docteur J.-J.-A. Outy, témoin actif d'une épidémie de choléra qui a ravagé, en 1829 et 1830, l'établissement de Karikal, sur la côte de Coromandel, près de Pondichéry : il dit que cette maladie présentait deux variétés : l'une, accompagnée d'évacuations, et, en tout, semblable au choléra qu'il venait d'observer à Nantes; et l'autre qu'il appelle choléra spasmodique, ou asphyxie foudroyante; les malades atteints, dans ce dernier cas, tombaient inanimés, comme frappés de la foudre. Le malade affecté de la première variété pouvait guérir; mais celui qui était frappé par la dernière succombait inévitablement, s'il n'était secouru à l'instant même. Celui-ci, dit-il, attaquait surtout les individus faibles, mal portants, usés, les femmes ner-

veuses et les gens excédés de fatigue, quand
même ils étaient d'une bonne constitution. Il cite
plusieurs faits très remarquables de voyageurs
bien constitués qui, ayant voulu forcer la marche, ont été saisis du choléra spasmodique, et
sont morts subitement, comme frappés de la
foudre, au moment où ils touchaient, pour ainsi
dire, au terme de leur voyage.

Ici, cependant, je dois faire remarquer qu'i
n'y a rien, dans ce que rapporte cet auteur, qui
établisse, *d'une manière positive*, que ces attaques foudroyantes n'avaient pas été précédées
d'évacuations cholériques, et, à l'appui de cette
remarque, je citerai

Le docteur Bailly, qui, dans ses *Etudes sur la
choladrée lymphatique ou choléra oriental, et
sur la fièvre jaune*, dit (p. 16) :

« Il n'est donc point de choléra oriental sans
» la diarrhée blanche. »

Le docteur J.-C.-A. Récamier, qui, dans ses
Recherches sur le traitement du choléra, dit
aussi (page 55) :

« Je ne puis terminer ces remarques sans rap-
» peler que tous ceux qui, à ma connaissance,

» ont été foudroyés par l'explosion cholérique
» avaient eu quelques uns des symptômes indi-
» qués dans les préludes. »

Même observation a été faite à Guérissant et
à Narbonne, par M. le docteur Craffort. (*Voyez
la note D.*)

Traitement. — *Première période, ou période*
d'invasion.

On conçoit aisément que le traitement du
choléra doit varier suivant la période à laquelle
il est parvenu ; on conçoit aussi que, d'après la
marche qu'il affecte et le mode de développement
qu'il présente, la première indication à remplir, c'est d'arrêter les évacuations, quelle que
soit la période qu'il peut avoir atteinte : cette indication est, pour ainsi dire, matérielle ; elle est
fondée, à la fois, et sur l'analyse qui a été
faite du sang des cholériques et des matières
rendues dans les évacuations, et sur les faits
multipliés qui ont été observés : si on ne la rem-
plit pas à temps, dans la première période, le
développement de la deuxième est inévitable, et le
danger que court le malade, lorsqu'il est arrivé à
cette deuxième période, est, toutes choses égales

d'ailleurs, en raison directe de la quantité de matières *cholériques* évacuées.

Cependant on ne manquera pas de dire que des individus ont été atteints du choléra à la deuxième période, après quelques évacuations seulement, et même sans en avoir eu aucune, et que, dans les deux cas, souvent le choléra a été des plus graves, et a fait périr les malades sans qu'il fût possible d'obtenir la moindre réaction.

Ces faits, que je n'ai pas été dans le cas d'observer, n'ont guère été signalés que dans le fort de l'épidémie; encore les cas de choléra survenus sans évacuations sont-ils à mettre en doute (*), ou du moins n'a-t-on pas bien constaté si l'épanchement des matières n'existait pas à l'intérieur des intestins.

Quant aux cas développés après quelques évacuations seulement et parvenus rapidement à un haut degré d'intensité, on peut en concevoir la production de deux manières :

1°. Quelques évacuations peuvent suffire pour amener ce degré d'intensité chez les individus dont le sang contient peu de sérosité ou qui,

---

(*) Voyez, p. 49.

comme on le dit vulgairement, ont un sang riche.

2°. L'épanchement des matières cholériques a pu se faire, avec abondance, dans le tube digestif, et les évacuations avoir été nulles ou tardives, peu nombreuses, n'être survenues, pour ainsi dire, que par une sorte de trop-plein, comme on a pu s'en assurer souvent par l'ouverture des cadavres.

Ainsi donc, dès qu'un individu est affecté d'un dévoiement, que ce dévoiement existe avec ou sans coliques, et quelle que soit la nature des matières évacuées, il doit, s'il règne une épidémie cholérique, se mettre à la diète et arrêter le dévoiement le plus promptement possible. Pour y parvenir, si les matières évacuées sont colorées, il suffira ordinairement, avec la diète, de prendre, dans la même journée, plusieurs lavements avec une décoction de racine de guimauve et de têtes de pavot; si les évacuations sont accompagnées de coliques, on couvrira le point où elles se font sentir avec un cataplasme de farine de graine de lin. Si, après les premiers lavements et le premier cataplasme, le malade ne se sent pas sensiblement soulagé, il faudra ajouter aux lavements trois à quatre gouttes de laudanum de Rousseau ou huit à dix gouttes de laudanum de Sydenham ; si les coliques sont vives et surtout si le ventre devient sensible, douloureux à la pression, on appliquera immédiatement vingt-cinq à trente sangsues sur le point douloureux; on fera saigner les piqûres pendant deux heures, en les lavant avec de l'eau tiède, et on les recouvrira ensuite avec un cataplasme émollient de farine de graine de lin ou autre de même nature ; on secondera l'usage de ces moyens par une boisson faite avec une infusion de bourrache ou de sureau, à laquelle on ajoutera deux gros de gomme arabique, deux onces de sirop de coin et vingt-quatre à trente gouttes de laudanum de Sydenham par pinte d'infusion, et on alternera cette boisson avec une forte infusion de thé.

Si la matière évacuée est de nature cholérique, c'est à dire si elle ressemble à la décoction de riz ou au petit-lait non clarifié, la personne, quoique bien portante d'ailleurs, doit se mettre au lit et prendre immédiatement une forte infusion de thé et les lavements dont je viens de parler : le thé convient surtout, s'il y a du malaise vers l'é-

pigastre (creux de l'estomac); si l'on sent une
sorte de fadeur à la bouche. Lorsque, par l'emploi
de ces moyens et en tenant la diète la plus sévère,
les coliques diminuent et disparaissent, que les
garde-robes s'arrêtent et changent de nature, on
doit en continuer l'usage pendant quelques jours
(trois à quatre jours), en ne prenant pour toute
nourriture qu'un à deux potages au gras chaque
jour, et reprendre ensuite graduellement ses habitudes de régime sans dépasser les règles d'une
sage sobriété.

Si les moyens qui viennent d'être indiqués sont
insuffisants, on ajoutera aux lavements une forte
décoction de quinquina rouge (une once de quinquina concassé dans une pinte et demie d'eau
réduite à une pinte), et même, s'il y a urgence,
surtout si le malade se sent affaibli, on fera les
lavements avec cette décoction seulement et le laudanum, et l'on en prescrira quelques tasses à prendre en boisson dans le cours de la journée; ce
dernier moyen m'a constamment réussi pour arrêter soit le dévoiement cholérique, soit les flux
de ventre d'une autre nature qui, survenus sous
l'influence épidémique, ne cédaient point aux

moyens ordinairement usités pour les combattre, et il m'a suffi seul dans un cas, chez une femme en couches, pour lutter avec succès contre le choléra développé. L'extrait de ratanhia, à la dose de deux, trois et quatre gros dans un lavement, a aussi été employé, avec avantage, par divers praticiens, dans des cas analogues; et je pense qu'il serait utile de l'unir à la décoction de quinquina, s'il y avait absolue nécessité d'arrêter immédiatement les évacuations.

Les vomissements ne se manifestent pas toujours dans le cours de la première période, et lorsqu'ils surviennent, ils se produisent, pour l'ordinaire, tardivement; dans quelques cas néanmoins, ils coïncident presque avec les évacuations alvines et les précèdent quelquefois; c'est ce que l'on observe ordinairement, lorsque l'attaque de la maladie a lieu peu de temps après le repas, ou quand elle affecte une marche rapide; l'invasion se fait alors d'une manière brusque, par les vomissements et le dévoiement à la fois (*).

_____

(*) En septembre 1832, j'ai eu une attaque de cette espèce, à deux heures du matin, sans avoir rien éprouvé la veille qui pût me la faire craindre, les douleurs de

Les matières vomies sont d'abord quelques gorgées d'aliments, si l'invasion du choléra a lieu après le repas, car, rarement, les matières alimentaires sont-elles rendues en entier; viennent ensuite quelques gorgées de bile, et, bien souvent, le malade ne vomit que la matière blanche, trouble, flaconneuse, dont il a été parlé; le vomissement est, en général, facile, peu douloureux; dans certains cas, il est pénible, accompagné d'une anxiété précordiale, et quelquefois d'une douleur très vive à l'épigastre (creux de l'estomac).

Une forte infusion de thé, l'eau de Seltz, les eaux alcalines gazeuses, la potion anti-émétique de Rivière, une potion préparée avec les eaux distillées de fleurs de tilleul, de chèvrefeuille, de menthe, de chaque une once, sirop d'éther sulfurique deux gros, laudanum de Sydenham un demi-gros, et sirop de gomme une once, sont les moyens dont on s'est servi avec le plus de succès pour combattre les vomissements (*).

---

ventre furent très vives, deux tasses d'une forte infusion de thé suffirent pour arrêter les vomissements et le dévoiement, et au bout d'une demi-heure le ventre n'était presque plus sensible.

(*) Le docteur Umilta de Marseillan avait recours à

4

S'il y a douleur à l'épigastre, on appliquera vingt-cinq à trente sangsues sur le point douloureux, et si, malgré l'emploi de ce moyen et des autres précédemment indiqués, les vomissements continuent, on aura recours à l'action de l'ipécacuanha et des révulsifs; on appliquera sur le ventre un cataplasme de farine de graine de lin saupoudré de farine de moutarde, qu'on laissera en place, jusqu'à ce que le malade sente que sa présence est douloureuse; on le renouvellera en le rendant plus actif; si, au bout d'une demi-heure, il n'a encore produit aucun effet et si ce moyen était insuffisant, on aurait recours à l'application d'un large vésicatoire camphré que l'on placerait sur la région épigastrique (de l'estomac) (*).

---

l'acétate de morphine en frictions sur ou sous la langue, suivant son état d'humidité ou de sécheresse. Les vomissements arrêtés par cette pratique; il s'ensuivait de suite un amendement qu'il secondait par des applications de cataplasmes nacortico-émollients, chauds, renouvelés de demi-heure en demi-heure. Le docteur Daniel de Cette a donné, au début de la maladie, l'émétique avec beaucoup de succès : sur 99 cholériques qu'il a traités, 55 ont guéri et 44 ont succombé; sur les 55 guéris, 46 avaient été émétisés et 8 seulement sur les 44 morts.

(*) Le docteur Umilta, déjà cité, provoquait la réac-

Si, au lieu de douleur, il n'y a qu'une sorte de malaise à la région de l'estomac, on emploiera avec avantage des frictions faites, toutes les heures, sur cette région , avec un liniment fait d'une once d'huile camphrée, deux gros d'ammoniaque et deux gros de laudanum.

Traitement. — Deuxième période ou période cyanique, période algide.

Les crampes qui provoquent quelquefois les cris des malades et le froid qu'ils ressentent sont, avec les vomissements et les déjections, les deux symptômes qui doivent être d'abord combattus.

On administrera avec avantage, contre les crampes, une potion préparée avec sirop de quin-quina, eau distillée de fleurs de tilleul et de chè-

---

tion en appliquant des vésicatoires *sans ménagement* sur les extrémités supérieures et inférieures : « application que j'ai renouvelée, dit-il, de demi-heure en demi-heure , en les plaçant toujours quelques pouces au dessus des premiers, et m'approchant ainsi du centre gastrique ; après en avoir fait trois à quatre applications, la réaction avait lieu d'une manière certaine; alors je suspendais leur application tout en laissant aux derniers appliqués le temps de produire la parfaite vésication. »

vrefeuille, de chaque une once, infusion de ca-
lumus aromaticus deux onces, camphre dissous
dans s. q. d'éther sulfurique un gros, laudanum
de Sydenham trente gouttes, sirop d'éther deux
gros et demi, à prendre une cuillerée à bouche
tous les quarts d'heure.

Les frictions faites avec de l'eau de vie camphrée contenant du camphre à saturation produisent quelquefois un soulagement instantané,
en les exerçant sur la partie même qui est le
siége des douleurs. L'oxyde blanc de bismuth,
pris à l'intérieur, à la dose d'un demi-gros à un
gros par jour, a été employé utilement pour remplir la même indication.

Pour combattre le froid, le plus mauvais
moyen est de surcharger le malade de couvertures qui l'écrasent par leur poids, et gênent les
personnes qui doivent lui donner des soins ; les
frictions sèches pratiquées avec des flanelles
chaudes ; des frictions avec l'eau de vie camphrée fortement chargée de camphre et préalablement chauffée ; les applications réitérées de cataplasmes de farine de moutarde que l'on promène
sur les extrémités supérieures et inférieures, sur le

ventre, sur la poitrine, sur le dos ; enfin l'emploi direct de la chaleur dégagée au moyen d'un fort réchaud à esprit de vin placé au pied du lit du malade sur une chaise renversée recouverte du drap et des couvertures du malade, sont les moyens qui ont paru les plus propres à réchauffer les cholériques, lorsque le froid commençait à les saisir, ou lorsque déjà il les avait envahis. On a aussi employé avec beaucoup de succès les bouteilles d'eau chaude dont on garnit le lit du malade.

Après avoir réchauffé les malades, il est essentiel de maintenir la chaleur que l'on est parvenu à rétablir, en continuant, avec plus de modération, l'usage des mêmes moyens ; en substituant à la lampe à esprit de vin une ou plusieurs bouteilles d'eau chaude, des briques, des sachets de sable, de cendres, de son préalablement chauffés ; en plaçant, sur la couverture du lit, un édredon, une ou plusieurs douillettes, ou tout autre vêtement analogue, à la fois chaud et léger ; car, je ne saurais trop le répéter, il faut éviter, avec le plus grand soin, de surcharger le malade d'un nombre de couvertures capable de gêner ses mouvements, et de provoquer des sueurs d'expression, toujours fatigantes et souvent très nuisibles.

Les vomissements et les déjections devront être combattus par les moyens précédemment indiqués, sans perdre un moment; car chaque nouvelle évacuation, comme je l'ai déjà dit, ajoute à la gravité de la maladie, et conséquemment au danger qu'elle fait courir au malade.

La saignée est, dans cette deuxième période, un moyen qui ne doit pas être négligé, surtout si le passage à la période asphyxique est imminent; elle peut contribuer à la prévenir, en dégageant les vaisseaux et facilitant ainsi la circulation déjà enrayée; elle agit aussi en favorisant l'absorption des liquides, que la soif, souvent dévorante des malades, les porte à boire en quantité, et dont le mélange avec le sang déjà épaissi contribue à rendre la circulation plus libre et l'hématose moins imparfaite.

Traitement. — *Troisième période, ou période asphyxique.*

Tous les moyens qui ont été indiqués comme propres à combattre le choléra, dans les deux premières périodes, doivent être employés dans la troisième ; mais il n'y a pas alors un instant à perdre ; il faut les employer simultanément, avec activité, avec énergie ; la saignée surtout, si toutefois elle est encore possible, ne doit pas être épargnée : si l'on ne peut obtenir du sang dans un moment, il faut tenter de nouveau la saignée dans un autre moment, et profiter, en quelque sorte, pour la pratiquer, du moindre mouvement de réaction ; s'il y a quelques douleurs locales, il faut aussi recourir à l'application des sangsues sur les points douloureux ; à celle des ventouses scarifiées, et si l'on ne peut rien obtenir avec la lancette, on doit tâcher de suppléer à la saignée générale par l'application de nombreuses et grosses sangsues sur la région du cœur, sur celle de l'estomac et au fondement, ou à la partie antérieure interne et supérieure des cuisses.

L'action de la chaleur artificielle, les frictions avec de l'eau de vie fortement chargée de camphre, sur l'estomac et le ventre, sur les extrémités, sur la colonne épinière ; l'action irritante d'une bande de flanelle imbibée d'eau ammoniacale, que l'on place sur toute la longueur de la colonne épinière, et sur laquelle on passe, à plusieurs reprises, un fer à repasser préalablement chauffé; la pommade de Gondret, les sinapismes, les vésicatoires ne doivent pas être négligés : outre la potion qui a été formulée précédemment, on pourra, en désespoir de cause, tenter l'usage d'une petite quantité d'eau de vie camphrée à l'intérieur; ce moyen, qui a quelquefois été employé par méprise, a paru sauver quelques malades. M. le docteur Petit, de Corbeil, s'est bien trouvé de l'usage des potions suivantes :

Nº 1. Eau de fleur d'oranger deux onces, eau de vie une once, laudanum de Sydenham, éther sulfurique de chaque un scrupule.

Nº 2. Vin de Malaga ou de *Madère* trois onces, *sirop* d'éther une once et demie, éther sulfurique un scrupule.

Pendant le cours de la deuxième et de la troisième période, l'eau de Seltz, les eaux alcalines, gazeuses, l'eau froide, l'orangeade, l'eau à la glace, la glace même ont formé la boisson qui était la plus recherchée par les malades, et qui a paru leur être la plus utile. Dans certains villages, les cholériques, abandonnés, en quelque sorte, aux seuls soins d'un instinct conservateur, se sont tirés d'affaire, en assez grand nombre, en buvant abondamment de l'eau fraîche durant tout le cours de la maladie (*).

Traitement.—Quatrième période ou de réaction.

Il est impossible de rien tracer de positif, de constant à suivre dans la quatrième période ou période de réaction ; car, une fois que la réaction est établie, on a affaire à une maladie de toute autre nature que le choléra ; les symptômes qui se manifestent, les accidents qui surviennent ne sont plus alors qu'un effet des désordres produits dans l'organisation, soit par la stase du sang dans les vaisseaux capillaires, en général, et surtout dans ceux des organes essentiels à la vie, soit par le défaut d'hématose, soit par le mouvement réactionnaire lui-même.

(*) Le journal *le Belge* fait mention de nombreux succès obtenus de l'usage du lait salé en boisson et en lavement (une once de sel de cuisine par litre de lait) ; ce moyen est rationnel et mérite quelque confiance; il en est de même des carbonates et bicarbonates alcalins en solution dans l'eau froide.

C'est ici le cas de faire la médecine symptomatique, de remplir, par des moyens convenables, les indications à mesure qu'elles se présentent ; diriger, aider la nature sans la troubler dans son travail, et savoir, surtout, être simple spectateur quand elle marche, quoique avec lenteur, vers le bien ; car alors chercher le mieux, serait courir le risque de perdre le bien.

On devra, toutefois, porter la plus grande attention à ce qui se passe du côté du cerveau, qui, souvent, s'embarrasse d'une manière fâcheuse ; il en est de même des poumons, du foie, de l'estomac et des intestins, qui deviennent le siége d'inflammations plus ou moins aiguës ; les saignées générales et locales, les révulsifs, les vésicatoires à demeure devront alors, être employés suivant l'indication ; le bain avec les affusions d'eau froide sur la tête, l'usage continu, le jour et la nuit, de la glace sur cette partie ; les bains de pieds sinapisés, les lavements émollients, et même les lavements rendus purgatifs avec l'addition d'une once de sel d'epsom, ne devront pas être négligés, si des symptômes font craindre quelque congestion cérébrale, et si

d'ailleurs rien ne contre-indique l'usage de quelques uns de ces moyens.

Traitement.—Cinquième période.

Dans la période des crises, le médecin doit, en
général, demeurer simple spectateur des mouvements de la nature et n'agir qu'avec une extrême circonspection, dans la vue seulement de
diriger ou de soutenir ces mouvements; si tout
annonce une heureuse issue de la maladie, il ne
faut rien changer à ce qui a été fait jusque-là;
le retour des urines, qui est généralement un
des signes les plus certains du retour à la santé,
ne doit même être provoqué par aucun moyen
actif; car, pour qu'il soit d'un bon augure, il faut
qu'il arrive, en quelque sorte, spontanément,
par le fait de l'amélioration générale qu'éprouve
le malade.

Si, au contraire, des crises imparfaites surviennent, sans soulagement marqué; si l'anxiété,
l'agitation du malade continuent, au milieu des
évacuations critiques qui s'établissent, il faut
modérer ces évacuations, si elles fatiguent par
leur abondance, ou les aider par des moyens

doux, si, peu abondantes, elles semblent cependant être salutaires.

Soins hygiéniques.

Durant tout le cours de la maladie, il faudra avoir soin de tenir le malade dans une chambre aussi grande et aussi aérée qu'il sera possible; l'air de cette chambre devra être souvent renouvelé, surtout si elle est peu spacieuse (*), et la personne qui soigne le malade devra seule y séjourner; comme la matière des vomissements, et plus particulièrement encore celle des garderobes, sont remarquables, ainsi que les sueurs, par une odeur particulière, nauséeuse, désagréable, tout à fait caractéristique du choléra, on aura soin de ne jamais laisser séjourner, dans la chambre du malade, les vases qui ont servi à la recevoir; il sera bien aussi de ne présenter le bassin au malade qu'après en avoir couvert le fond d'un peu d'eau chlorurée, et d'asperger

---

(*) Le premier et le plus efficace des moyens à opposer au choléra est un air sain et pur (p. 8 , *Notice sur le choléra-morbus* , par M. Korabiewicz, médecin polonais).

légèrement, de temps à autre, ses couvertures de la même eau, à moins que l'odeur du chlore ne l'incommode.

Ces précautions d'une saine hygiène, utiles aux cholériques, doivent aussi être prises dans l'intérêt des personnes qui leur donnent des soins ; car, en supposant que rien de ce qui s'exhale de ces matières, comme de l'haleine et des sueurs des malades, ne soit propre à communiquer le choléra, comme élément de contagion, il sera toujours prudent d'en éviter l'action, comme élément d'insalubrité, puisqu'en général toutes les causes d'insalubrité ont paru favoriser la production de cette maladie, et en rendre la marche à la fois plus rapide et plus funeste.

Convalescence.

La convalescence des cholériques, lorsque la maladie n'a pas été arrêtée dans sa première période ou au début de la deuxième, est ordinairement longue et difficile ; elle nécessite des soins, des précautions longtemps prolongés, un régime très sévère, tant sous le rapport de la nature que sous celui de la quantité des aliments; car si les voies digestives restent quelquefois débiles, plus souvent encore elles offrent une grande irritabilité que la moindre cause suffit pour porter à un haut degré, ou pour reproduire, quand elle semblait éteinte.

Cet état de la convalescence a, pour ainsi dire, été un des caractères distinctifs de l'épidémie; et, en effet, ce n'est pas seulement pour les personnes atteintes du choléra que la convalescence a été longue et difficile, elle l'a été aussi pour celles qui, dans le cours de l'épidémie, ont été saisies de toute autre affection; tant il est vrai que la constitution épidémique avait imprimé son cachet *cholérique*, si je puis m'exprimer ainsi, à toutes les organisations qui, s'étant trouvées sous l'action de son influence, avaient été susceptibles d'en subir les effets à des degrés variables.

Traitement prophylactique.

Toutes les fois qu'une maladie se manifeste d'une manière épidémique, lorsque surtout elle est de nature grave, l'administration comme les particuliers doivent prendre toutes les mesures qui peuvent tendre, l'une à soustraire les populations à l'influence des causes locales capables de favoriser le développement de la maladie en ajoutant à sa gravité, et les autres à lutter à la fois contre la cause générale de l'épidémie, si elle est connue, et contre ces causes locales, s'ils ne peuvent se soustraire à l'action funeste de leur influence.

L'administration atteindra son but par des précautions d'hygiène publique, en faisant disparaître les foyers d'infection, en tenant la voie publique dans le plus grand état de propreté, en exigeant la propreté des cours, des allées et de l'intérieur même des habitations; en favorisant, sur les marchés, l'abondance des denrées reconnues comme les plus propres à servir de base au régime que l'on juge devoir être généralement le plus convenable à suivre; en gênant ou proscrivant même, au besoin, la vente des denrées dont l'usage pourrait être nuisible; en prenant toutes les mesures qui sont en son pouvoir pour prévenir et détruire les agglomérations d'individus dans un espace insuffisant; enfin en éclairant

Le régime qu'il convient de suivre pour se garantir du choléra épidémique consiste à user, avec sobriété, des aliments que l'expérience a appris, à chaque personne, être pour elle d'une facile digestion, à boire du vin avec modération, et surtout à éviter les crudités telles que radis, salades, fruits de toute espèce, à moins qu'ils ne soient à parfaite maturité, et encore alors ne doit-on en prendre qu'en petite quantité.

Indépendamment du régime auquel il est avantageux de s'assujettir, il faut se défendre contre les vicissitudes atmosphériques et même contre la température régnante, si elle paraît favoriser la production de la maladie, par le feu, par des abris, par des vêtements et autres moyens convenables; il faut aussi éviter avec soin la fatigue, la veille prolongée dans la nuit; les grandes réunions où l'on respire un air toujours plus ou moins altéré, les excès de tout genre, et surtout les plaisirs de l'amour, auxquels on ne doit se livrer que bien loin des repas et le plus rarement possible, si l'on ne peut s'en abstenir complètement.

Il sera utile aussi d'user habituellement de

quelque léger tonique, tant que l'influence épidémique se fera sentir ; chacun, suivant son goût,
prendra tous les jours une tasse ou deux d'une
infusion ou décoction amère, ou deux à trois cuil-
lerées d'un vin amer d'absinthe, de centaurée,
de germandrée, de colombo, de gentiane, de quinquina ; l'usage de ces amers, ainsi que celui du
thé un peu fort, de l'infusion de menthe, de l'eau
de menthe spiritueuse en petite quantité, dans de
l'eau sucrée, des pastilles de menthe, a paru généralement garantir du choléra les personnes qui
ne l'ont pas négligé, durant tout le cours de l'é-
pidémie ; c'est, du moins, ce que j'ai observé sans
que j'aie une seule exception à citer.

De la contagion du choléra.

Peu d'auteurs se sont occupés de traiter cette
question, qui est cependant d'un si haut intérêt ;
il semble que la plupart des médecins qui ont
écrit sur le choléra, frappés par la gravité et la
marche rapide de cette maladie, n'ont porté leur
attention que sur les symptômes qu'elle présente
et sur le traitement qui leur a paru le plus convenable à suivre pour la combattre avec quelque

production de cette maladie et sur son génie épidémique, n'est-on pas en droit de penser que,
si des faits que l'on ne peut révoquer en doute
semblent établir que des miasmes cholériques
ont propagé le choléra, ces miasmes ont pu agir
aussi bien comme élément d'insalubrité que
comme élément de contagion ?

Ce raisonnement me paraît être le plus spé-
cieux que l'on puisse faire en faveur de la non-
contagion du choléra; cependant, si l'on fait attention que, dans certaines communes, on n'a observé
aucun cas de choléra développé spontanément;
que les personnes malades sont venues du dehors,
et qu'il n'y a eu d'autres individus atteints du
choléra que ceux qui leur ont donné les soins les
plus assidus, qui, conséquemment, ont respiré le
même air, se sont trouvés en contact fréquent
avec les malades, avec leurs déjections, avec
leur linge et leurs vêtements, on ne pourra rai-
sonnablement se refuser à croire que, dans certaines circonstances, le choléra peut se transmettre
par voie de contagion, et qu'il est sage de se tenir en garde contre ce mode de tranmission par
quelques précautions qu'il est, d'ailleurs, tou-

jours bien de prendre, toutes les fois que l'on est chargé du soin d'un malade.

Quoi qu'il en soit, de la manière dont on peut considérer l'action des miasmes qui s'élèvent autour des cholériques, ou qui s'attachent à leur linge et aux diverses pièces dont se compose leur lit, le fait est qu'ils ont, dans quelques cas, sinon produit, du moins favorisé le développement du choléra chez les individus qui se sont trouvés exposés à leur influence.

Ainsi, sur 14 femmes qui, faisant partie de mon service à la Salpétrière, étaient journellement employées au cardage des matelas, 7, en deux jours, furent atteintes du choléra, du moment où elles eurent des matelas de cholériques à recarder; immédiatement, je donnai les ordres d'étendre la laine dans la cour et de l'arroser avec du chlorure avant de la recarder; on fit, en même temps, des fumigations de chlore dans l'atelier, et il n'y eut plus de nouvelles malades.

M. de M*** était atteint du choléra; dans le moment où sa femme retirait le bassin de dessous lui, il soulève les couvertures et les laisse retom ber c manière que l'air contenu dans le lit est chassé vers sa femme; peu de temps après, cette dame est prise du dévoiement cholérique; il était quatre heures du matin lorsque ce fait eut lieu, il en était sept lorsque la dame me le raconta; je lui prescrivis le lavement de quinquina; mais, comme elle était très irritable, très nerveuse, elle craignit l'action de ce médicament; elle se fit appliquer des sangsues et prit un bain; à sept heures du soir, elle n'existait plus; sa sœur, Madame P***, me dit, le lendemain matin, qu'elle avait aussi le dévoiement *cholérique*; cette dame partageait avec sa sœur les soins que nécessitait l'état de M. de M***; elle avait l'habitude de prendre du café noir deux et trois fois par jour; depuis deux jours, elle s'en était abstenue; je lui recommandai d'en prendre immédiatement, je lui prescrivis les lavements de quinquina et quelques tasses de la même décoction à prendre dans le cours de la journée; le dévoiement s'arrêta, et il n'y eut pas d'autres suites : l'une et l'autre de ces malades avaient la langue pâle, blanche et plate, le teint d'un léger jaune terreux, et se plaignaient de coliques, de lassitudes et d'inappétence.

Le vendredi, 13 juillet 1832, j'assiste à l'ouverture de quatre corps de cholériques; le samedi 14, je dîne et je couche à Saint-Mandé, chez un ami; je passe une fort bonne nuit, et, le dimanche 15, je déjeûne comme à mon ordinaire, vers neuf heures du matin : une demi-heure environ après avoir déjeûné, je sens, comme d'habitude, le besoin d'aller à la garde-robe; mais ce besoin est précédé d'une colique assez vive, dont le point de départ paraît placé superficiellement au centre de la région épigastrique, d'où elle irradie vers les deux hypochondres; le besoin satisfait, la douleur disparut en laissant une sensibilité pénible dans la partie qu'elle avait affectée; la garde-robe, contre l'ordinaire, fut, en partie, liquide; à peine un quart d'heure s'était écoulé, qu'une nouvelle colique est suivie d'une nouvelle garde-robe entièrement liquide; en moins de trois quarts d'heure, j'eus quatre selles, et toujours avec les mêmes coliques; j'examinai la quatrième selle, elle était formée de matières *cholériques;* elle en avait l'odeur et ressemblait, sans mélange, à une décoction de riz : je ne doutai pas de la nature du dévoiement; je me rendis de Saint-

Mandé à Vincennes, chez mon frère, pharma-
cien ; durant le chemin, je fus obligé de m'arrêter deux fois pour satisfaire le besoin d'aller;
arrivé à Vincennes, je prends deux lavements
préparés avec la décoction de racine de guimauve et de têtes de pavot ; je me mets au lit,
et je prends pour boisson une forte infusion de
thé; la colique et les garde-robes ne se reprodui-
sent plus (diète absolue) ; le soir, deux lavements
sont pris et rendus sans que les matières évacuées aient changé de couleur et de nature; la
nuit fut bonne, et, le lendemain matin, la matière
entraînée par le lavement était jaune; de ce
moment, je regardai la maladie comme terminée ;
je continue à garder le lit une partie de la
journée et à faire usage du thé (deux potages
au gras, pour toute nourriture); le troisième
jour, je reprends mes occupations (même régime);
le quatrième, je reviens à mon régime habituel ;
la santé est parfaite.

Je dois observer ici que, quoique l'épidémie ait eu
une recrudescence dans le mois de juillet, sous l'influence des mêmes vents de nord et nord-est (*),

___

(*) Rapport de la Commission de statique du choléra,

je n'éprouvais alors aucun des malaises que j'avais ressentis pendant les quinze à vingt premiers jours du mois d'avril; je n'étais plus sous l'influence épidémique; j'étais en parfaite santé lorsque j'assistais à l'ouverture des quatre cadavres, et je suis persuadé que les émanations seules auxquelles j'ai été exposé durant la nécropsie de ces corps ont fait naître chez moi la première période du choléra.

Je pourrais citer d'autres faits encore, propres à prouver la contagion du choléra, comme il me serait facile d'en accumuler de plus nombreux, sans doute, qui tendent à prouver qu'il n'est pas contagieux; cependant je crois devoir dire qu'une trop grande sécurité, à l'égard de la non-contagion, serait fâcheuse, en mettant les personnes qui donnent leurs soins aux malades dans le cas de négliger les précautions qui peuvent les garantir de l'action des miasmes cholériques; précautions qui ont été indiquées en parlant du

---

sur la marche et les effets de cette maladie dans Paris et les communes rurales. (Chap. II , p. 73 , 74.)

traitement, et qui doivent d'ailleurs être prises dans l'intérêt même des malades (*).

(*) Depuis que j'ai écrit ce qu'on vient de lire sur la contagion du choléra, le docteur Édouard Petit, médecin des épidémies de l'arrondissement de Corbeil, où il réside, a eu la bonté de m'adresser son rapport sur le choléra qui a régné à Corbeil, à Essonnes et autres communes ; voici ce qu'il dit au chapitre intitulé *Choléra* :

« Les seules données que nous possédions sur le cho-
» léra se bornent à constater qu'il ne s'est pas développé
» spontanément dans aucune de mes localités, sans que,
» préalablement, il n'ait atteint un individu qui arrivait
» d'un lieu infecté ; il existe même des communes où il
» n'a atteint que des personnes qui arrivaient d'un lieu
» où la maladie régnait.

» A Corbeil, une femme arrive de Paris ; à Essonnes, la
» même femme et un homme arrivant de Paris sont les
» premiers atteints de la maladie ; mais tout aussitôt, sans
» aucune apparence de communication avec ces individus,
» ces deux cités sont en proie à l'épidémie ; à la Faisande-
» rie, un homme et une femme arrivant de Paris sont
» atteints et succombent ; leur mère, leurs domestiques
» les suivent immédiatement, et peu après, les femmes
» de Tigéry, qui leur ont donné des soins ou ont porté
» leurs corps ou lavé leur linge, en sont atteintes, et l'é-
» pidémie se développe dans le village. A Vert-le-Petit,
» et partout ailleurs, même mode d'invasion, même
» mode de développement ; cependant, partout aussi, les
» soins les plus empressés sont portés, et ni les proches,
» ni les garde-malades, ni les médecins ne sont frappés

» de manière à faire croire à la contagion ; à l'hospice où
» cette maladie sévit d'abord avec force, il existe cinq
» sœurs hospitalières et cinq personnes de service , pen-
» dant toute la durée de l'épidémie ; un assez grand nom-
» bre de militaires y ont séjourné ; toutes ces personnes
» communiquèrent plus ou moins fréquemment avec les
» cholériques , toutes furent épargnées. »

Le curé de Saint-Nom , près de la forêt de Marly ,
homme digne de foi, m'a assuré qu'il n'y avait eu, dans
sa commune, que quelques cholériques venus du dehors,
et quelques personnes atteintes du choléra , parmi celles
qui leur ont donné les soins les plus assidus, qui ont été la-
ver leur linge, etc.

trouve la description dans presque tous les traités de nosologie et de nosographie.

Je crois néanmoins que le choléra asiatique se produit quelquefois spontanément dans notre climat, mais qu'il a été méconnu jusqu'à ce jour, et confondu avec d'autres maladies, particulièrement avec la fièvre pernicieuses dite cholérique; j'ai moi-même été dans l'erreur à l'égard d'une malade que j'ai traitée dans les premiers jours du mois de mars : j'étais étonné de voir les vomissements et la diarrhée résister aux moyens employés, et si j'ai fait appliquer des sangsues à la région épigastrique et réchauffer la malade avec la lampe à esprit de vin, je n'ai obéi qu'à l'indication des symptômes; je ne savais comment caractériser cette affection; je ne pouvais, conséquemment, faire qu'une médecine symptomatique; c'est seulement après avoir vu les premiers cholériques, à l'Hôtel-Dieu, que j'ai su reconnaître la nature de la maladie que j'a-

---

vents auraient-ils été épargnés par le choléra ? Ils concourent certainement à produire cette maladie, mais ils ne suffisent pas seuls.

vais eue à combattre ; la malade elle-même reconnut ce qu'elle avait éprouvé dans la série des symptômes caractéristiques du choléra, dont elle eut occasion de lire l'exposé dans les journaux.

Depuis que ce fléau a ravagé Paris et le département de la Seine, j'ai été à même de remarquer que les enfants qui succombent au dévoiement, dans le cours de la première dentition, présentent souvent, durant les derniers jours, les principaux symptômes de la période cyanique du choléra, et semblent périr dans une sorte d'état asphyxique ; la peau est plus ou moins violacée, les traits sont profondément altérés ; les yeux sont enfoncés et entourés d'un large cercle bleuâtre ; la langue est pâle et plate ; l'haleine froide et la respiration longue, anxieuse ; mais cette série de symptômes, je les ai également observés avant que le choléra ait paru dans nos contrées ; un dévoiement prolongé, et d'une nature particulière, pouvait donc déjà amener une sorte d'état cholérique : cette observation me semble assez importante pour devoir fixer l'attention des médecins.

L'insalubrité des lieux, l'humidité habituelle, les brouillards, et certains brouillards prédisposent au choléra; l'action des vents froids, les orages, accompagnés d'un abaissement subit de la température, semblent en être la cause efficiente (bien entendu qu'il s'agit ici du choléra épidémique).

Ces diverses causes, prises isolément, ne peuvent pas produire le choléra; il faut leur concours, et l'intensité de cette maladie semble surtout dépendre de l'intensité d'action de ces trois éléments, ou seulement de deux d'entre eux; lorsque les trois éléments sont réunis à un haut degré, la maladie acquiert son maximun d'intensité; elle s'affaiblit dans les localités où ils se présentent, les uns ou les autres, dans de faibles proportions; elle ne se produit point si les localités sont à l'abri complet des vents froids, ou si, par leur position élevée, ou sur un sol aride, elles se trouvent exemptes d'humidité (*voyez les notes* A, B, C, D) (*).

(*) Il ne s'agit ici que de mes observations et de ce qui s'est passé dans le département de la Seine et dans quelques départements voisins; néanmoins, d'après les obser-

Toutes les causes débilitantes favorisent le développement du choléra; les indigestions peuvent
le provoquer immédiatement.

---

vations faites dans tous les pays où le choléra s'est montré à l'état épidémique, l'abaissement de température
joint à l'humidité a paru être partout une des causes
de sa production, quelle qu'ait été d'ailleurs la nature
du vent régnant.

Le concours de l'insalubrité des lieux et des diverses
circonstances atmosphériques que j'ai considérées, les
unes comme causes prédisposantes, et les autres comme
causes efficientes, pouvant se produire à des degrés variables de durée et d'intensité, et se renouveler à des intervalles plus ou moins rapprochés, il n'est pas besoin d'autre raison pour expliquer les nombreuses variations qui
ont été observées dans la durée et l'intensité de l'épidémie, dans sa recrudescence ou sa reproduction, suivant
les localités, les climats, les saisons et la nature des populations.

Que penser, dès lors, des prétendus miasmes cholériques, véritables poisons apportés par les vents, suivant
les uns, ou des insectes infusoires enlevés à des plages
lointaines, suivant les autres, et transportés, par le même
moyen, dans des lieux si divers, dans des climats si oppo-
sés et par des temps si différents?

L'observation et l'analogie repoussent également une
pareille cause; en effet, si le vent portait avec lui un
principe miasmatique ou des corps, des atomes quelcon-
ques délétères capables de produire le choléra, pourquoi

La nature du choléra est parfaitement connue, les symptômes qu'il présente l'expliquent très bien physiquement, chimiquement et physiologiquement.

---

les points plus élevés du sol, qui se trouvent, par cela même, plus en prise au vent, n'ont-ils rien eu à redouter de ce fléau? Ce n'est certes pas ce que l'on observe pour les miasmes marécageux, car les habitants des points élevés, qui se trouvent sous le vent des marais, deviennent en proie aux fièvres intermittentes, si ce vent souffle sur eux avec un peu de continuité; ces fièvres, ainsi que je l'ai observé, peuvent même être plus nombreuses et d'un caractère plus grave que pour les habitations situées dans le voisinage du marais, si, par la nature du vent régnant, celles-ci se trouvent en dehors de sa direction. Pourquoi encore cette prédilection du choléra, pour les lieux humides, pour les localités insalubres, pour le cours des rivières et des fleuves, pour les bords de la mer (note *D*), pour les sols bas et humides, s'ils sont sous l'influence de certains vents; et pourquoi épargne-t-il les localités dans les mêmes conditions, lorsqu'elles se trouvent hors de l'influence de ces mêmes vents (voyez les notes *B* et *C*)?

Il est donc inutile de chercher, pour le choléra épidémique, une cause ou des causes spéciales autres que celles qui ont été assignées, jusqu'à ce jour, aux différentes épidémies qui, à diverses époques plus ou moins éloignées, ont parcouru la surface du globe; et, en effet, ses préludes, son invasion, ses progrès, son déclin, ses recrudescences, tout, en un mot, dans l'ensemble de sa marche, présente une analogie parfaite avec celle des épidémies, en général,

La matière des évacuations qui en caractérisent la première période est évidemment la sérosité du sang, entraînant avec elle les sels qu'il contient; il résulte, de cette perte, qui ne peut pas se réparer avec la rapidité nécessaire, la stase du sang dans les vaisseaux capillaires, et le défaut d'hématose dans son passage à travers le tissu pulmonaire, double cause de mort qui rend parfaitement raison des phénomènes que l'on observe durant le cours de la maladie.

Le choléra, dans sa marche, présente trois périodes distinctes :

La première période peut durer plusieurs jours, ou seulement quelques heures; elle est caractérisée par des déjections alvines plus ou moins fréquentes, avec ou sans coliques préalables; la matière évacuée est très liquide, d'une odeur fade *sui generis,* plus ou moins abondante,

---

quelle qu'ait été la nature de la maladie épidémique. C'est à l'influence de la constitution atmosphérique, c'est aux modifications qu'elle a imprimées à l'organisation, que ce terrible fléau doit être rapporté en dernière analyse. Là se sont trouvés les sources inconnues, insaisissables de sa production, les éléments de son affreuse nature.

semblable à la décoction de riz ou au petit-lait trouble; quelquefois il y a aussi des vomissements d'une matière analogue, accompagnés d'une douleur plus ou moins vive à l'épigastre.

La deuxième période ne dure que quelques heures; elle est caractérisée par la persistance des évacuations, par l'altération profonde des traits, par la couleur bleue qui se remarque particulièrement sur la figure et les membres, par le décollement de la peau sur les mains et les pieds, par des crampes très douloureuses; l'haleine est froide; la langue est pâle, plate, blanche et froide; le pouls est petit et fréquent; le froid envahit le malade; il y a suppression complète des urines; la voix est altérée.

La troisième période se présente avec tout l'appareil de la deuxième; le pouls devient plus petit, plus faible, plus fréquent, et bientôt disparaît entièrement; la respiration est longue, anxieuse; la voix est sépulcrale; le cœur n'offre plus que quelques frémissements presque insensibles.

Au milieu de ce désordre physique, de cette destruction rapide de la vie organique, la vie morale se soutient presque intacte jusqu'au dernier moment.

Cette marche de la maladie vers la mort peut être interrompue par une réaction spontanée ou provoquée par l'art ; alors les évacuations s'arrêtent ou diminuent, et changent de nature ; les crampes s'affaiblissent et disparaissent ; le pouls se relève ou reparaît ; la chaleur renaît ; la couleur bleue perd peu à peu de son intensité, et un travail s'organise pour lutter contre le désordre produit par le choléra ; ce travail, d'une nature réagissante, de la force médiatrice (*vis mediatrix* d'Hippocrate), constitue un état nouveau que l'on peut regarder comme une quatrième période de la maladie, et qui, lorsqu'il s'établit dans le cours de la deuxième période, en devient naturellement la troisième.

Le choléra se termine par le retour à la santé, si les évacuations sont arrêtées ou s'arrêtent spontanément dans le cours de la première période.

Dans la deuxième période, si la réaction s'établit, les chances en faveur de la guérison du

malade sont d'autant plus grandes, que les évacuations ont été moins abondantes.

Dans la troisième période, le malade succombe
inévitablement s'il ne survient pas de réaction,
et, dans le cas contraire, les chances pour le
retour à la santé sont peu nombreuses, et leur
existence bien incertaine; car les désordres qui
surviennent durant le cours de la maladie sont
toujours fort graves, et rien ne peut faire juger,
à priori, jusqu'à quel point de gravité ils ont
été portés.

Nécropsie. — Après la mort, le facies du cadavre est moins altéré que celui du malade; on
trouve dans les intestins, et quelquefois dans
l'estomac, une matière analogue à celle des évacuations; les cryptes de Peyer et les plaques de
Brunner présentent un développement anormal;
on voit, sur la membrane muqueuse de l'estomac et des intestins, des plaques rouges à des
degrés variables d'intensité, en tirant sur le
brun; en général, sans altération sensible du
tissu muqueux; ces plaques, qui varient pour le
siége, le nombre, la forme et la grandeur,

semblent souvent n'être que le résultat de l'injection des vaisseaux veineux du point de la muqueuse où on les observe ; toutes les veines , les gros vaisseaux qui partent du cœur et les cavités de cet organe, sont remplis d'un sang noir diffluent, presque entièrement privé de sérosité , ressemblant à de la gelée de groseille; les veines des intestins en sont, dans quelques cas , tellement injectées, que l'on peut apercevoir leurs ramifications les plus déliées; les poumons ressemblent à ceux d'un asphyxié; tous les organes parenchymateux sont gorgés d'un sang noir; la vessie est vide et rétractée; les muscles sont poisseux.

L'analyse du sang a prouvé qu'il avait perdu une grande partie de sa sérosité et des sels qu'il contient; celle des matières évacuées , qu'elles étaient presque entièrement formées par cette sérosité contenant les sels qui manquaient au sang; double analyse qui rend parfaitement raison de la stase du sang, de la coloration en bleu et de l'asphyxie par suite du défaut d'hématose.

Il est douteux que, dans notre climat, le choléra dit foudroyant n'ait pas été précédé d'évacuations ou d'épanchement de matière cholérique : plusieurs faits ont prouvé que, quelquefois, cette matière était versée abondamment dans les intestins sans être évacuée.

Traitement.

On peut toujours prévenir le développement du choléra en l'arrêtant dans la première période ; il suffit, pour cela, d'arrêter les évacuations.

Dans le cours des autres périodes, arrêter les évacuations est encore la première indication à remplir ; car, si l'on ne peut y parvenir, le malade succombe inévitablement.

Des moyens qui peuvent être employés comme préservatifs du choléra, les uns sont relatifs à la salubrité publique et nécessitent, de la part de l'administration, certaines mesures de police sanitaire qu'il est d'une haute importance de mettre à exécution dans le moindre délai possible ; les autres sont particulières aux individus et consistent en certaines précautions de régime qui doivent varier suivant les habitudes et les dispositions organiques de chacun : comme à se vêtir convenablement pour se défendre des vicissitudes atmosphériques ; à se nourrir d'aliments substantiels, de facile digestion ; à s'abstenir de crudités ; à faire usage de légers toniques ; à tenir l'habitation dans un grand état de propreté, en ayant soin de renouveler souvent l'air des pièces que l'on habite ; enfin, surtout, à éviter toute espèce d'excès.

Le choléra ne peut être regardé comme une maladie de nature contagieuse ; et si, dans quelques cas, les miasmes que fournissent les diverses évacuations des malades ont paru propager la maladie, on doit les considérer comme ayant agi au moins autant comme élément d'insalubrité que comme élément de contagion.

CONCLUSION.

Le choléra épidémique, comme toutes les maladies épidémiques en général, reconnaît pour cause un concours de circonstances atmosphériques dont on peut, jusqu'à un certain point, apprécier la nature dans leur ensemble.

L'action de cette cause est favorisée par la présence de surfaces évaporables étendues d'un

sol humide , par certaines dispositions organiques , par l'insalubrité des lieux , par un régime
débilitant, et, en général, par toutes les causes qui
tendent à affaiblir l'organisation.

La nature du choléra est parfaitement connue;
la perte que le sang fait de sa sérosité et de ses
sels , leur présence dans les matières évacuées
rendent raison de tous les phénomènes successifs
que présente cette maladie, quelque rapide que
soit son cours.

Il est à présumer que, dans les cas de choléra
dit *foudroyant,* des évacuations ont précédé son
invasion , ou que, du moins, des matières cholériques ont été épanchées dans les intestins.

On peut toujours prévenir le développement
du choléra en l'attaquant dans sa première période , c'est à dire en arrêtant les évacuations.

On peut se garantir du choléra en faisant usage
de légers toniques , en se nourrissant d'aliments
substantiels, de facile digestion, en se défendant
contre les influences atmosphériques, en habitant
un lieu salubre, en évitant tous les genres d'excès.

Le choléra n'est point une maladie contagieuse,
en prenant le mot contagion dans le sens de son

acception généralement reçue ; cependant les personnes qui sont auprès des malades devront éviter avec soin l'action des miasmes qui s'échappent des matières évacuées par les vomissements, les selles et les sueurs ; car cette action n'a pas toujours paru sans quelque influence, sur la production du choléra, chez certains individus qui s'y sont trouvés exposés.

NOTES.

—

(*Note* **A.**)

(*A*) On lit, dans le Compte rendu des travaux de la Commission sanitaire du quartier de l'Hôtel-de-Ville (p. 8): « L'histoire des grandes épidémies qui, à diverses épo- » ques, ont désolé le globe démontre, de la manière la » plus évidente, l'influence des localités et des habitations » sur la santé des hommes (p. 9) ; et un rapprochement » qui ne sera pas sans intérêt, et qui prouvera combien » est grande l'influence des localités sur la santé des hom- » mes, sera celui de la mortalité dans les habitations dé- » signées d'avance comme mal tenues et devant être » surveillées, en cas d'invasion du choléra-morbus; par- » tout, les prévisions de la Commission se sont accomplies » et pour le nombre des malades et pour celui des » morts. »

Le docteur J.-J.-A. Outy, qui a observé le choléra dans l'Inde, en 1829 et 30, et à Nantes, en 1832, a remar- qué qu'il attaquait, surtout, les personnes qui habitaient « des logements peu spacieux, bas de plafond, et dans » lesquels l'air ne se renouvelle jamais complètement. » Il dit aussi qu'à Nantes, « l'Hôtel-Dieu, placé sur un point

» élevé, vaste, propre, bien aéré, n'a eu que peu de ma-
» lades atteints du choléra ; tandis que l'hospice du Sani-
» tat, bas, peu aéré, mal situé, a eu jusqu'à huit et dix
» morts par jour ; l'un et l'autre, cependant, sont situés
» sur les bords de la Loire. »

Le docteur Schaeken, dans son mémoire sur le choléra
qui a ravagé la commune de Vilaine-en-Haie (Nancy,
2ᵉ édit.), dit (p. 9 et 10) : Cette commune est située sur
un plateau de sol fangeux, entouré de bois sans abris
contre *les vents froids ;* les habitations sont enfoncées au
dessous du sol, des rues et des jardins ; il y a des marcs
dans les étables, et les eaux ménagères séjournent dans
les chambres, dont le sol est toujours humide et qui manquent d'air et de jour ; les fumiers encombrent les rues.
Aussi nulle part le choléra n'a sévi avec autant d'intensité.

Le docteur Guichard, membre de la Commission sanitaire du quartier des Invalides, après avoir dit, en donnant la topographie de ce quartier : « Les rues dirigées de
» l'est à l'ouest ou du nord au sud sont droites et larges,
» bien aérées ; il y a beaucoup de jardins, » continue :
« Les maisons sont généralement mal distribuées, les
» cours sont étroites et humides ; les habitations sur les
» avenues sont entourées de flaches d'eaux ménagères et
» de savonnage ; plusieurs rues, non encore pavées,
» quoique fréquentées, sont sales, impraticables, sur-
» tout dans le mauvais temps ; de nombreuses familles
» occupent une seule chambre ; on trouve dans les mai-
» sons, dans les logements même, une foule d'animaux
» domestiques. » Enfin (p. 32), on lit : «Les points du quar-
» tier où a existé le plus grand nombre de cholériques
» sont ceux que la Commission sanitaire avait désignés
» comme insalubres. »

Le docteur Jules Hatin, dans sa Relation historique sur
le choléra-morbus qui a ravagé la ville de St-Julien-du-
Sault (département d'Yonne), en mai et juin 1832, s'exprime ainsi : « Cette ville, qui, en six semaines, a perdu le
» sixième de sa population, située dans une vallée assez
» spacieuse, à peu de distance de l'Yonne, sur un sol
» humide, est mal bâtie, malpropre ; les rues sont
» étroites, non pavées, les maisons sont basses, étroites,
» mal percées, mal ventilées et entourées de fumiers. »
Cet auteur insiste beaucoup sur l'influence que toutes
les causes d'insalubrité exercent sur la production du
choléra.

· Dans l'écrit sur le choléra-morbus, publié par le docteur Sanson jeune, chargé du service médical de la caserne des sapeurs-pompiers, située rue du Colombier,
on lit : « Cette caserne, *remarquable, depuis son institution,*
» *par le grand nombre des malades qu'elle a toujours offerts,*
» n'a pas perdu sa funeste prérogative sous l'épidémie ré-
» gnante. » (Les dortoirs de cette caserne, simples en
profondeur, sont très mal ventilés.)

Le docteur Édouard Petit, de Corbeil, dans son rapport
à M. le sous-préfet, en parlant des abattoirs et tueries,
dit : « Je vous ai déjà fait part de l'influence que ces éta-
» blissements paraissent avoir eue sur le développement
» du choléra. » L'observation contraire du docteur Pa-
rent-Duchâtelet, relativement à l'équarrissage de Mont-
faucon, s'explique par l'abri complet où cette localité se
trouve des vents du nord et surtout du nord-est. La
même raison explique pourquoi Noisy-le-Sec, entouré de
fumiers provenants des boucheries, n'a eu qu'un petit
nombre de décès, tandis que sur 13 décès, à Bourg-la-
Reine, 7 ont eu lieu dans la maison d'un boucher, dont
la cour étroite était remplie de ces mêmes fumiers. Je ter-

minerai cette note déjà trop longue, en engageant le lecteur à lire le chap. VII du *Rapport sur la marche et les effets du choléra-morbus dans Paris et le département de la Seine;* il y verra (p. 119) combien grande a été l'influence de l'insalubrité des habitations sur la production et la gravité de cette terrible maladie.

(*Note* **B.**)

Influence des brouillards et du froid, de l'humidité et de l'insalubrité des lieux, sur la production du choléra.

(*B*) On a presque partout observé que le choléra semblait suivre le cours des rivières; du moins, l'humidité paraît-elle avoir été un des éléments les plus propres à favoriser le développement de cette maladie. Ainsi, dans Paris et dans les communes rurales du département de la Seine, les lieux voisins de la Seine ou des petites rivières, les lieux bas et humides par la nature du sol, ont, toutes choses égales d'ailleurs, été plus maltraités par le choléra (*).

MM. les docteurs Duvivier et Villette, qui ont observé le choléra-morbus à Compiègne, s'expriment comme il suit: « Depuis 15 jours, le ciel était sans nuages, le vent soufflait
» du nord; ici comme ailleurs, il tombe inopinément dans
» le quartier le plus pauvre, le vieux quartier, *le plus bas,*
» *non loin de la rivière,* dans la maison la plus *dégoûtante;* il
» parcourt successivement les autres, attaquant toujours le
» pauvre de préférence; il se répand dans les campagnes,
» *suivant assez habituellement la rivière;* n'entrant à Noyon
» qu'au bout de cinq semaines... Ici le *plateau supérieur*
» de la colline, habité par la bourgeoisie et le commerce, a
» été *constamment oublié* par l'épidémie. »

(*) Voyez p. 170 du *Rapport sur la marche et les effets du choléra-morbus dans Paris et les communes rurales du département de*

Le docteur Ch. Dubois, médecin à Anisy-le-Château, dans ses recherches sur l'origine et la nature du choléra (p. 29), regarde le froid humide comme très favorable à son développement. « On n'avait , dit-il , aucune connaissance de ce fléau à Manille, lorsqu'il s'y présenta tout à coup, au mois d'octobre 1820 , à la suite d'un ouragan terrible, accompagné de pluies excessives et d'un *abaissement extraordinaire de température*. Dans l'Inde, ajoute-t-il, le retour de la saison des pluies annonce celui du choléra ; il se développe pendant la nuit ou le matin, époque où il y a plus de *froid* et *d'humidité*. »

« La connaissance de ces saisons irrégulières , intempérées, météorologiques, propres à produire une constitution épidémique , me conduit et m'autorise à placer, dans ces brouillards, le principe du choléra qui a éclaté à Troyes et ses environs. » (*Mém. sur le choléra épidémique de Troyes, en 1832, par le docteur J.-N.-A. Blancpignon*, p. 17.)

« Les variations atmosphériques ont été incontestablement la cause du mal dans l'une et l'autre invasion. Jamais, en effet, depuis longues années, le baromètre n'avait eu une existence plus agitée. Une brume épaisse, refoulée brusquement du nord au sud, était ramenée bientôt du sud au nord avec la même violence, ou bien restait stationnaire sur la ville et imprégnait tous les corps de sa malfaisante humidité. Le même phénomène se passait à Toulon, et dans cette ville comme à Marseille, on a pu remarquer que les jours brumeux , avec ou sans agitation de l'air , ont été les plus meurtriers ; la même cause a donc produit, là comme ici, les mêmes effets. » (*Coup-d'œil sur la deuxième invasion du choléra à Marseille, par M. Barthélemy*, p. 12, année 1835.)

« Un jeudi, du milieu du mois de juin, époque de l'année où aucun ciel ne peut le disputer au nôtre en limi-

neuse transparence, en douce pureté, la ville fut peu à peu
envahie par de fétides vapeurs, des brouillards bas et
épais remplirent l'atmosphère ; on remarqua qu'ils ve-
naient du côté de Toulon, et qu'ils semblaient avoir suivi
la côte ; à 4 heures du soir, ils étaient tellement denses
que, du haut de la tourelle, on entendait seulement gron-
der la mer, sans l'apercevoir sous le voile qui la couvrait,
et que la tour de Saint-Jean avait fini par disparaître au
milieu d'un amas de brumes (*). *Idem,* p. 9, on lit : Les
journées des 24 et 25 juillet furent dans les plus lugubres
appréhensions; la mort était partout, elle était dans l'air,
dans ces nuages qui, le soir, éclataient en tempêtes, etc.; et
p. 29 : On remarqua, à l'époque du premier choléra, que
les recrudescences de l'épidémie, à Marseille, s'étaient toujours manifestées par un vent nord-ouest (le mistral) ; à
la deuxième époque, pour les journées meurtrières, ce sont
tous les vents du sud-ouest qui ont régné ; mais, 5 jours
avant ces funestes journées, le nord-ouest n'avait pas
cessé de souffler. »

Le docteur G.-A.-T. Suc (*Relation du choléra-morbus
qui a régné à Marseille, de* 1834 *à* 1835 *,* p. 14), après
avoir dit que la quantité de pluie tombée en 1834, dépas-
sait la quantité moyenne de 2,18ᶜ, il ajoute : Le printemps et l'été ont été presque sans pluie. Au commence-
ment de l'automne, des pluies abondantes firent succé-
der, à la température sèche et brûlante de l'été, une humidité constante qui a dû agir *puissamment sur l'organi-*
sation et préparer, peut-être, la cause de l'invasion, ou facili-
ter le développement du choléra; p. 17 et 18. Il indique
la nature des vents qui ont régné en septembre, octobre,

(*) Le choléra à Marseille, 2ᵉ invasion par MM. J. Franc et L.
Méry, p. 6.

novembre et décembre 1834; janvier, février et mars 1835. Pendant tout ce temps, les vents de nord et nord-ouest ont dominé. « En février, il y a eu 20 jours de gros vent » nord-ouest, et le ciel a presque toujours été nuageux » ou couvert; en mars, ce même gros vent a régné 26 jours; » des brouillards épais ont souvent couvert l'horizon et la » ville; et c'est du 2 au 15 mars que le choléra a acquis » son maximum d'intensité. »

Le docteur Meissonnier, dans ses *Considérations sur le choléra d'Arles* (année 1835, p. 5), s'exprime comme il suit : « Arles a été , en 1832 , la seule ville du midi dans » laquelle on ait compté de nombreuses victimes du cho- » léra, et, cette année, la terrible maladie éclatant à Mar- » seille, Toulon et Aix, il était rationnel de prédire, d'a- » près cette prédisposition (entourée de nombreux ma- » rais), qu'Arles n'en serait point à l'abri; c'est malheu- » reusement ce qui est arrivé. »

M. le baron de Montbel , dans une lettre sur le cho- léra de Vienne en Autriche, dit (p. 10) : « A Vienne , dès » les premiers jours d'août, on signala quelques cas de » choléra; le 14 septembre, ce fléau éclata, avec une » sorte de fureur, dans le quartier du haut marché ; une » pluie d'orage tombée le 13 , et qui avait *subitement re-* » *froidi l'atmosphère,* paraît avoir déterminé cette sou- » daine explosion (ce quartier est le plus beau de Vienne), » il a respecté le faubourg Léopoldat, situé dans une des » îles du Danube ; souvent submergé , sans cesse exposé » aux brouillards, à tous les inconvénients, à toute l'insa- » lubrité de sa position dans le lit du fleuve ; le mal a » régné sur des places, dans des rues spacieuses , de vas- » tes et belles maisons, pendant qu'il épargnait des rues » étroites, tortueuses , des habitations où sont entassés , » pêle-mêle , des ouvriers , des familles pauvres , expo-

» sés aux alternatives des privations et de l'intempérance. »

Il est à présumer que le faubourg Léopoldat, ainsi que les autres localités insalubres qui ont été épargnées par le choléra, se trouvaient abrités du vent *régnant* par le quartier du haut marché, ou par quelque autre point élevé. Quelques personnes que j'ai consultées à cet égard, et qui connaissent la position topographique des différentes parties de Vienne, m'ont assuré que ma supposition était fondée.

MM. les docteurs Trolliet, Palinière et Botex, de Lyon, dans leur rapport sur le choléra de Paris, disent (p. 18) : « Dans les lieux élevés, l'épidémie n'a fait que marquer son passage par quelques cholériques; et (p. 20) : L'armée anglaise du Bengale, commandée par le marquis d'Astings, perdit, en 12 jours, neuf mille hommes, sur dix-huit mille *dont elle était composée;* il leva le camp, fit dix-sept heures de marche, arriva dans un lieu *sec, élevé;* il n'y eut plus de malades. »

Le docteur Audouart, dans son mémoire sur le choléra, observé dans le nord de l'Afrique, en 1835, dit (p. 28) : Les Juifs ont perdu proportionnellement plus que les autres parties de la population, parce qu'ils occupent le bas de la ville (d'Alger), les rues les plus étroites; qu'ils sont entassés dans leurs habitations, d'ailleurs petites, sales et mal aérées (p. 29). « La caserne de la Casauba fournit le » moins de malades ; sa position à la partie la plus élevée » d'Alger en donne assez la raison ; celle dite *des Lions*, » au contraire, située dans la partie basse, fut jugée telle- » ment mauvaise et funeste, qu'on fut obligé de l'éva- » cuer. » Et plus loin : les prisonniers transférés du Fort- Neuf à la Kemba, n'eurent plus que quelques malades. (P. 33), on lit : « A Bone, la population maure souffrit » beaucoup plus que la population européenne, et celle- » ci beaucoup plus que la garnison : le contraire avait été

» observé à Oran. Cette différence doit être attribuée aux
» localités, ce que j'examinerai par la suite (p. 35). A
» Bone, les Maures habitent des rez-de-chaussée humi-
» des, couchent dans leurs vêtements et entassés dans
» une pièce ; à Oran, ils habitent une ville spacieuse, bien
» aérée et ils sont peu nombreux ; » et (p. 37), comme
observation générale : Les premiers coups du choléra
ont porté sur des hommes qui vivaient sous l'influence
maritime, et ensuite dans les lieux où d'autres hommes
étaient groupés et tenus dans une atmosphère malsaine.
Enfin (p. 63) : « L'observation a prouvé que le choléra
» fait périr d'autant plus de monde, que les individus sont
» plus groupés dans un même lieu, dans des rues étroites,
» dans une ville mal percée, malpropre, et où la venti-
» lation se fait mal. »

Ainsi, partout où le choléra s'est manifesté à l'est comme
au nord, comme à l'ouest et au sud, partout l'humidité et
l'insalubrité des lieux ont favorisé son développement.

(*Note* **C.**)

Influence des vents du nord sur la production du choléra.

(*C*) Si l'on examine les divers quartiers de Paris sous
le rapport du nombre des décès cholériques, on voit que,
toutes choses égales d'ailleurs, il est plus grand dans les
quartiers exposés aux vents de nord-est, nord et nord-
ouest que dans ceux qui sont plus ou moins abrités de ces
mêmes vents ; ainsi, presque toute la rive gauche de la
Seine qui, depuis le quartier Saint-Victor jusqu'au quartier du Gros-Caillou, est en prise à tous ces vents, présente de nombreux décès ; il en est de même des quartiers du faubourg Saint-Antoine, des Quinze-Vingts, de
l'Arsenal, de Saint-Paul, de l'Hôtel-de-Ville ; et dans

ces quartiers, si l'on veut rechercher quelles parties du
quartier ont été les plus frappées, on verra que ce sont
précisément celles qui se trouvent le plus directement
sous l'action de ces vents, et surtout du vent de nord-est.
Cette observation devient plus sensible encore pour les
quartiers de Popincourt, du faubourg du Temple et des
autres quartiers de la rive droite qui sont plus ou moins
abrités par les hauteurs de Charonne, de Ménilmon-
tant, de Belleville, de Saint-Chaumont, de Montmartre,
de Monceau, etc. ; même observation peut se faire pour
les rues, pour les côtés de rues et même pour les maisons. Il suffira, pour se convaincre de cette vérité,
d'examiner, l'ouvrage de la Commission statistique à la
main, les localités que l'on voudra soumettre à cette cu-
rieuse et intéressante investigation ; mais je dois prévenir
le lecteur qu'il faut aussi, dans de pareilles recherches,
tenir compte des abris les plus rapprochés, comme des
obstacles locaux qui peuvent changer la direction du
vent; car on sait, et les agriculteurs sont souvent dans
le cas d'en faire l'observation, le moindre obstacle au
vent peut devenir un abri, comme il peut devenir un
moyen de dérivation qui le dirige sur des points dont la
situation paraît, au premier abord, devoir les soustraire à
son action.

Ainsi, pour ne citer que le 2ᵉ arrondissement, on voit
que les rues les plus excentriques, les plus isolées par
des jardins, le plus en prise aux vents du nord, ont eu
le plus de décès, telles sont les rues Breda, de la Bruyère,
Pigale et Neuve-Saint-George ; plus bas, parmi les rues
qui se trouvent entre la rue Saint-Lazare et le boulevart
des Capucines, on trouve la rue Saint-Nicolas-d'Antin et
la rue Neuve-des-Mathurins, toutes les deux en prise directe au vent de nord-est, qui ont eu beaucoup plus de

décès que les rues voisines moins en prise à ce vent.

Si on examine les côtés de rues, on voit, par exemple, la rue de Clichy, dont les deux côtés se trouvent dans des conditions à peu près identiques, par rapport à l'action du vent, avoir le même nombre de décès pour les numéros pairs et impairs (9 et 10 sur 1,000 habitants). La rue de la Chaussée-d'Antin, plus abritée d'un côté que de l'autre, a eu 7 décès pour les numéros impairs et 4 pour les numéros pairs ; cette différence est plus sensible encore pour le faubourg Montmartre qui présente les nombres 10 et 5, et surtout pour la place Vendôme, où l'on trouve les nombres 11 et 4 ; aussi les numéros impairs sont-ils ici beaucoup plus en prise au vent de nord-est que les numéros pairs. A la rue des Martyrs, on trouve 13 aux numéros pairs et 9 aux impairs ; ici les numéros pairs n'ont que des jardins sur le derrière, et sont, par cela même, moins abrités que les numéros impairs. La rue du faubourg Poissonnière présente, en sens inverse, les nombres 15 et 11 ; ici la différence est moins sensible, et la rue du faubourg du Roule, également en prise des deux côtés, offre les nombres 20 pour les numéros impairs et 19 pour les pairs ; la largeur de la rue et l'isolement des maisons des deux côtés expliquent cette proportion à peu près égale des décès sur 1,000 habitants.

Quant aux maisons, je citerai l'hôtel du Télégraphe habité par les employés de la maison ; cet hôtel se trouve dans la rue de l'Université ; il est placé entre cour et jardin ; il n'y a, sur le devant de la rue, aucun corps de bâtiment qui puisse l'abriter, en sorte qu'il se trouve en pleine prise au vent de nord-est ; 7 personnes ont été atteintes du choléra, 3 ont succombé ; la famille de M. l'administrateur Alar a seule été épargnée : cette famille, par le conseil de son médecin, se mit à l'usage d'une petite quantité de vin de quinquina dès le début de l'épidémie.

L'hôtel des Ponts et Chaussées, situé dans la rue des Saints-Pères, abrité en avant et sur les côtés par des corps de bâtiments élevés, n'a point eu de cholériques; la portière, le cocher du directeur et son frotteur ont seuls éprouvé l'influence épidémique; ils ont été malades, mais ils n'ont pas eu le choléra; le jardin de cet hôtel est cependant contigu latéralement au jardin de l'hôtel du Télégraphe, et les arrière-corps de bâtiments de l'un et de l'autre sont très rapprochés. Je cite ces deux hôtels, parce qu'ils sont presque en contact, et qu'ils sont habités par des gens aisés; cependant je dois aussi dire que les appartements de l'hôtel du Télégraphe sont, presque partout, simples en profondeur, et cette disposition est très peu favorable au renouvellement de l'air; il y avait aussi, à cette époque, une fosse d'aisance en mauvais état, qui répandait beaucoup d'odeur dans l'hôtel : double condition d'insalubrité dont il est bon de tenir compte.

Si nous suivons la marche de l'épidémie dans son développement, lorsque les localités ont permis d'en faire l'observation, nous retrouvons encore l'influence des vents du nord sur la production du choléra. Ainsi je lis dans le rapport de M. le docteur Guichard, déjà cité (p. 17) : « Le » 5 avril, le nombre des malades allait toujours croissant, » et les demandes s'élevaient à 200 pour le poste médi- » cal : c'était principalement dans les maisons exposées » *aux vents du nord et dans le voisinage de la rivière* qu'ils » se rencontraient; de là le choléra s'étendit aux rues » perpendiculaires à la rivière et successivement à celles » qui étaient parallèles. »

Ne semble-t-il pas voir, dans cette marche, le vent porter avec lui la cause efficiente de la maladie, soit par sa

. température, soit par des principes qu'il a été impossible de saisir? En effet, ce sont d'abord les maisons isolées sur le bord de la rivière, qui sont attaquées par le fléau, puis les rues perpendiculaires à ce fleuve, que ce vent parcourt sans obstacle, puis, enfin, les rues parallèles, où il ne peut s'introduire qu'après s'être brisé dans sa course.

Le docteur Souchal, dans son rapport au Conseil municipal de Clichy-la-Garenne (p. 7), dit : « L'exposition » des habitations nous a offert une remarque fort impor-» tante ; toutes les maisons composant la portion nord de » Clichy, plus exposées au vent du nord, ont fourni plus » de malades et tous les morts, tandis que la partie sud a » eu très peu de malades et aucun décès. »

Les recherches faites par les membres de la Commission statistique sur l'influence que ces vents, l'élévation ou l'abaissement du sol au dessus du niveau de la mer, l'humidité ou la sécheresse des localités, ont exercée sur la production du choléra dans Paris (chap. VI), ne présentent point ce cachet de vérité qui caractérise les recherches de tout esprit libre de prévention ; on voit que l'on désirait, d'avance, ne rencontrer partout que contradictions, et pour les obtenir on n'a fait que des comparaisons absolues. On n'a tenu aucun compte des conditions qui pouvaient, qui devaient même faire varier les résultats : ainsi, en examinant l'influence des vents, on n'a eu aucun égard à l'humidité et à l'insalubrité des localités, ni à la nature de la population ; en examinant l'élévation ou l'abaissement du sol, son humidité ou sa sécheresse, on n'a point tenu compte ni de l'exposition aux vents, ni de l'insalubrité des lieux; peu s'en est fallu qu'on ne parvînt au même résultat, relativement à cette dernière condition, c'est qu'on voulait arriver aux *explications promises* et exposées (p. 121, chap. VII), et qu'en dernière analyse, *l'entassement et la misère* devaient avoir produit toute la différence dans le nombre des décès, entre les divers quartiers de Paris (même chapitre, p. 125); comme si l'entassement n'était pas une cause puissante d'insalubrité, et si la misère ne se trouvait pas vivre presque partout, au milieu de causes nombreuses d'insalubrité.

Mais examinons ce qui s'est passé dans les communes rurales du département de la Seine, et voyons si, malgré la tendance de la Commission, à rejeter toute influence prononcée des vents, de l'élévation ou de l'abaissement du sol, de l'humidité ou de la sécheresse sur la production du choléra, cette influence n'a pas été remarquable; ici, sans doute, on ne pourra pas rejeter la variété des faits observés sur *l'élément de perturbation présent partout*, c'est à dire, sur *celui de la population* (p. 121, chap. VII); car, dans les communes rurales, la population est, à peu près partout, la même, et ses conditions d'existence varient fort peu d'une commune à l'autre.

Si, en effet, on lit avec soin le chapitre IX du rapport de la Commission, on voit que les communes exposées à tous les vents, et surtout celles qui sont en prise aux vents du nord, tandis qu'elles se trouvent plus ou moins abritées des vents du midi (p. 167 et 168), ont eu le plus grand nombre de décès. On voit également que les communes les plus basses, les plus humides, soit à raison de la nature du sol, soit à raison de leur voisinage des grandes surfaces évaporables, ont encore été plus maltraitées, et que, parmi les unes et les autres, celles qui ont le plus souffert sont précisément celles qui réunissent, au plus haut degré, l'exposition à tous les vents ou aux vents de nord, et la plus grande humidité; telles sont les communes de Surênes, qui a eu 55 décès sur 1,000 habitants; Puteaux, qui en a eu 50; Charenton-le-

Pont, qui en a eu 27 ; Brie-sur-Marne, qui en a eu 23 ; Boulogne, qui en a eu 32 ; l'île Saint-Denis, qui en a eu 31 ; Saint-Ouen, qui en a eu 35 ; Dugny, qui en a eu 44 ; Courneuve, qui en a eu 30 ; Gennevilliers, qui en a eu 28 ; Aubervilliers, qui en a eu 26 ; Stains, qui en a eu 32 ; Épinay, qui en a eu 37 ; Arcueil, qui en a eu 22 ; Grenelle, qui en a eu 49 ; Chevilly, qui en a eu 53 (chap. XI, p. 170).

Cette influence des vents du nord et de l'humidité sur la production du choléra est tout aussi démontrée par le petit nombre, ou même l'absence totale des décès cholériques dans les communes sèches, élevées, éloignées des surfaces évaporables, et dans celles qui sont plus ou moins abritées des vents du nord. L'influence de ces deux éléments du choléra, si je puis parler ainsi, est même tellement appréciable, qu'aussitôt qu'ils se présentent l'un sans l'autre, ou seulement l'un des deux, à un degré différent, les décès manquent ou leur nombre varie aussitôt suivant le degré d'intensité de leur action : ainsi, pour citer les communes les plus rapprochées entre elles, Gentilly-sous-Bicêtre, commune sale et humide, mais presque entièrement abritée des vents du nord, n'a eu que 12 décès ; tandis qu'Arcueil, également sale et humide et ouvert complètement au vent de nord-est, en a eu 22 ; Charenton-le-Pont dont les carrières font partie, plus voisin d'une grande surface évaporable et moins abrité que Charenton-Saint-Maurice, a eu 27 décès, tandis que cette dernière commune n'en a eu que 4. Les deux premières communes, très rapprochées l'une de l'autre, sont, pour ainsi dire, baignées par la rivière de Bièvre ; les deux dernières se touchent et sont, l'une, sur la Marne et l'autre sur la Marne et la Seine.

Dans la même commune, on a pu remarquer aussi

l'influence de l'exposition aux vents du nord ; j'ai déjà cité, dans la note *C*, un passage du rapport du docteur Souchal, où il fixe l'attention du Conseil municipal de Clichy-la-Garenne sur cette influence ; même observation a été faite à Clamart, où les malades et les décès ne se sont, pour ainsi dire, trouvés que dans le côté du village dont les maisons sont exposées aux vents du nord.

On dira peut-être que la commune d'Hay, d'une propreté parfaite, située sur une hauteur qui ne permet pas à l'humidité d'y séjourner, a cependant eu 39 décès sur 1,000 habitants ; cette exception, qui paraît au premier abord infirmer nos observations, leur fournit, au contraire, un nouvel appui ; car, si l'on fait attention à la position de cette commune au dessus des prairies humides qui forment le fond de la vallée parcourue par la rivière de Bièvre, on verra que les brouillards qui couvrent si souvent cette vallée s'étendent fréquemment jusqu'à Hay, et qu'ils la couvrent lorsqu'ils s'élèvent en abandonnant la vallée ; qu'ils s'y arrêtent et se dissipent, pour ainsi dire, sur son sol.

Partout, en un mot, en tenant compte de la moindre condition d'abris, d'humidité ou d'insalubrité, troisième élément qui est venu fournir sa puissance aux deux autres, toutes les fois qu'ils se sont trouvés réunis, partout, dis-je, on retrouve leur influence suivant le degré d'intensité avec lequel on voit qu'ils ont pu agir. Un seul de ces éléments ne suffit pas, quelle que soit l'énergie de son action, pour produire le choléra ; il en faut au moins deux, il faut leur concours, et il faut, surtout, le concours des vents du nord et de l'humidité ; les premiers, ainsi que je l'ai dit, ont agi comme cause efficiente ; l'humidité, en donnant lieu à la formation des brouillards, a agi comme cause prédisposante ; voilà pourquoi les communes élevées, quoique exposées aux vents du nord, n'ont eu que peu ou point de malades ; pourquoi les communes basses et humides, abritées de ces mêmes vents, n'ont pas été plus maltraitées, et pourquoi, enfin, les communes qui ont réuni, au plus haut degré, le concours de ces deux éléments funestes, ont été si cruellement traitées par le choléra. Ainsi le Bas-Meudon et Sèvres sont abîmés par l'épidémie; tandis que le Haut-Meudon et Bellevue n'ont pas un seul décès ; ils ont été sous l'influence du même vent; mais Bellevue et le Haut-Meudon ne sont pas humides comme Sèvres et le Bas-Meudon; ainsi le Pecq sous Saint-Germain est ravagé par le choléra, tandis que Saint-Germain compte à peine quelques malades; ainsi, dans la vallée de Palaiseau, cette commune, celles de Sceaux, de Longjumeau, exposées aux vents du nord, sont saccagées par le fléau qui épargne Champlan, commune plus sale et aussi humide, mais qui est complètement abritée des vents du nord; une seule maison, située sur le plateau et exposée à leur action, a eu un cholérique. Les habitants de Longjumeau, effrayés, se sauvent à Montlhéry, petite ville située dans un fond et abritée des mêmes vents; le choléra la respecte. A Noyon, le plateau supérieur de la colline a été constamment oublié par l'épidémie ; là l'humidité manquait (voyez la note *B*, pag. 97).

Il est inutile, je pense, d'accumuler un plus grand nombre de faits; le chap. XI du rapport de la Commission en fournit en surabondance, il n'y a qu'à choisir; le chap. XII, intitulé *de l'Influence des établissements réputés insalubres sur le choléra, en fournit de nouveaux* tout aussi concluants; car toutes les communes, toutes les localités citées dans ce chapitre, comme n'ayant eu qu'un petit nombre de décès, sont plus ou moins abritées des vents du nord, et surtout du vent de *nord-est*, qui paraît avoir exercé la plus grande influence sur la production du choléra. Les causes d'insalubrité signalées par le Conseil de salubrité à Clichy-la-Garenne ont dû concourir faiblement à la production du choléra dans cette commune, parce que, placées, en général, à l'extrémité ouest, sud-ouest du village, où elles se trouvaient accumulées, les vents de nord, après avoir passé sur les habitations, emportaient leurs effluves vers la Seine; d'ailleurs, la fabrique de produits chimiques de M. Pluvinet, placée entre ces vents et le village, a paru agir utilement pour le garantir (*) : cette dernière observation offre un résultat plus palpable encore à Choisy-le-Roi, où se trouvent de nombreuses fabriques de nature analogue, presque toutes situées au nord de la commune ; ici, l'action des éléments propres au développement de l'épidémie, l'exposition aux vents du nord et le voisinage d'une grande surface évaporable, se seraient fait sentir à un haut degré, s'ils n'avaient été, en grande partie, neutralisés par les vapeurs provenant des manufactures; aussi cette commune n'a-t-elle compté que 6 décès sur 1,000 habitants.

Enfin, l'examen des professions (chap. VIII et IX) vient fournir un nouvel appui aux observations qui précèdent ; en effet, on voit (chap. VIII, p. 136 et 137) que, dans Paris, les professions exercées en plein air, que celles exercées dans les lieux humides, ou en faisant de l'eau un usage habituel; enfin que les professions qui peuvent vicier l'air que l'on respire, ont fourni plus de décès cholériques que les autres professions ; même résultat s'est rencontré dans les communes rurales du département de la Seine (chap. XI, p. 174).

(*) Voyez la note I, chap. XII, p. 178 du *Rapport de la Commission statistique.*

(*Note* **D**.)

(*D*) *Extrait des notes qui, sur ma demande, m'ont été transmises par M. Gorse, inspecteur divisionnaire des ponts et chaussées, membre du Conseil général.*

Cet habile ingénieur a bien voulu se charger d'obtenir des renseignements sur la marche du choléra dans les principales villes du midi où il s'est manifesté; il a, en conséquence, fait tenir aux personnes qu'il a crues les plus capables de lui fournir des renseignements exacts, une série de questions que je lui ai remises.

I. *Observations faites par les docteurs Caffort et Raynal fils, tant à Guérissan qu'à Narbonne.*

« Les côtes de la mer sont les lieux où la maladie s'est
» montrée presque exclusivement à l'état épidémique ;
» en pénétrant dans l'intérieur des terres, le choléra
» semblait généralement perdre de sa force ; Castelnau-
» dary fait exception à cette règle pour le département
» de l'Aude.

» Le choléra ne s'est *jamais* montré sous la forme
» dite foudroyante ; on a bien cité des individus qui ont
» succombé dans l'espace de quelques heures, mais en
» étudiant, à fond, ces cas, en prenant des renseigne-
» ments exacts, on a fini par découvrir, *toujours*, que ces
» individus avaient une abondante diarrhée depuis plu-
» sieurs jours. En un mot, le choléra a, *dans tous les cas*,
» été précédé d'une diarrhée qui a duré plus ou moins
» longtemps ; ceux qui ont traité cette diarrhée, qui se
» sont mis à un régime sévère, qui ont usé de lavements
» et de boissons gommeuses, ceux-là n'ont rien eu ; ce
» ne sont que ceux qui ont négligé ces moyens qui ont
» été pris spontanément des symptômes cholériques. »

A cette déclaration si formelle, j'ajouterai celle du docteur Jean Parkin (*Mémoire sur le traitement curatif du choléra épidémique*. Barcelonne, 1834). On lit (page 8) de la préface : « Une chose reconnue aujourd'hui de tous les médecins et qu'on ne saurait trop répéter, c'est que le choléra est toujours une maladie bénigne, pourvu qu'au premier symptôme qu'on éprouve, on s'abstienne de tout aliment, et qu'on se mette au lit pour tâcher d'exciter la transpiration au moyen de boissons aromatiques chaudes et de quelques frictions. Ceux qui meurent subitement du choléra, qu'on a pour cette raison nommé foudroyant, ont *toujours* eu auparavant quelques incommodités, comme de la diarrhée, des douleurs d'estomac, etc., dont ils n'ont pas tenu compte. »

« Les brouillards n'ont pas été plus fréquents que les
» autres années et d'ailleurs n'ont présenté aucun phé-
» nomène extraordinaire ; mais l'état de l'atmosphère
» pendant *l'épidémie* a offert quelque chose d'insolite qui
» mérite d'être noté. Le second jour de l'apparition de la
» maladie dans Guérissan, j'étais parti de Narbonne à dix
» heures du matin (*), laissant un ciel pur d'un bleu
» foncé et un soleil ardent : arrivé sur la montagne qui sé-
» pare le bassin de Narbonne de celui de Guérissan, je
» remarquai que, dans ce dernier, l'atmosphère était
» comme voilée (il n'y avait cependant pas un seul nuage),
» le soleil était pâle, ne faisait presque pas d'ombre, et
» l'on pouvait facilement le regarder. Je fis faire cette
» observation à plusieurs personnes. Depuis lors, je n'ai
» pas cessé, toutes les fois que je suis revenu à Guérissan,

(*) C'est M. le docteur Caffort, qui parle, et c'est l'ingénieur Baupie qui a transmis à M. Gorse les notes sur Guérissan et sur Narbonne.

» pendant l'épidémie, de faire la même remarque. Plus
» tard, lorsque quelques cas ont paru dans Narbonne,
» nous avons aperçu les mêmes phénomènes dans l'at-
» mosphère (je n'ai pas besoin de dire que cette distinc-
» tion ne pouvait pas être faite lorsque le temps était
» nuageux) (*). »

Relativement aux vents, on voit, par le tableau
qui est joint aux notes, que depuis le 1ᵉʳ janvier 1835
jusqu'à la fin de septembre, c'est à dire durant l'espace
de 257 jours, le vent de nord-ouest, faible, fort ou violent, a soufflé pendant 166 jours, et le sud-est faible
91 jours; que, dans le cours de juillet, il a d'abord al-
terné avec ce dernier, et que depuis le 13 jusqu'au 26,
jour de l'apparition du choléra dans Guérissan, il a régné
d'une manière continue, ayant seulement été interrompu
les 16 et 18, par un vent de sud-est faible, qui a continué
à souffler jusqu'au 3 du mois d'août; alors le vent s'est
remis au nord-ouest faible jusqu'au 12, où il a passé de
nouveau au sud-est faible; le reste du mois présente une
lacune, et le mois de septembre se partage d'une manière égale entre les deux vents.

« La température, durant le cours de l'épidémie, a gé-
» néralement été moindre que celle des autres années pen-
» dant la même saison, et s'est abaissée successivement jus-
» qu'en septembre.

_____

(*) Le marquis de Graffe, qui se trouvait en Egypte lorsque le
choléra s'y est manifesté, m'a assuré avoir fait la même observation : Le soleil, dit-il, n'avait pas sa couleur habituelle, sa teinte
était d'une couleur brunâtre fort extraordinaire. Les levers et les
couchers de cet astre étaient précédés et suivis d'une teinte rou-
geâtre qui se montrait bien avant le lever et bien après son cou-
cher; les vents soufflèrent généralement de l'ouest pendant la durée de l'épidémie, une faible brise d'est régnait pendant la nuit.

» L'épidémie n'a pas eu de recrudescence proprement
» dite; seulement, pendant son cours, il y a eu des jours
» où le nombre des cas était beaucoup augmenté, compa-
» rativement aux autres, et l'on a vu *clairement* que ces
» exacerbations coïncidaient avec *le temps orageux.*

» Guérissan n'est pas abrité des vents de nord, nord-
» est, nord-ouest, un vaste étang occupant ses environs,
» surtout dans cette direction; mais ce sont surtout les rues
» qui reçoivent le sud-est (vent marin, vent de mer) (*),
» qui ont été le plus frappées; pendant quelques jours,
» les rues parallèles à ce vent ont été les seules qui eus-
» sent des malades; à la fin, on en a vu, mais en moins
» grand nombre, dans les rues perpendiculaires au sud-
• est; la même chose a eu lieu pour Narbonne.

» La commune de Guérissan est, sans doute, le lieu le
» plus humide du département, puisque ce village est
» situé sur les bords de la mer et se trouve entouré d'é-
» tangs; mais, dans Narbonne, le quartier qui a eu
» presque exclusivement des malades n'est pas, à beau-
» coup près, le plus humide; il ne le devient accidentelle-
» ment que par le sud-est qui, dans ce pays, est très chargé
» de vapeur d'eau, et encore alors l'humidité, à propre-
» ment parler, règne dans toute la ville.

» Plus les maisons étaient sales dans Guérissan, plus
» la maladie semblait y sévir avec force, et Guérissan est
» bien le lieu où les gens vivent le plus salement, soit
» parce que les familles sont accumulées les unes sur les
» autres, soit à cause de leur état de pêcheurs.

» Relativement à l'insalubrité, c'est bien le quartier

—————————————

(*) Ce vent surchargé d'humidité la dépose sur tous les corps
qu'il rencontre.

» ordinairement attaqué par les fièvres intermittentes qui
» a été également sujet au choléra dans Narbonne.

» Des recherches très minutieuses ont été faites pour
» savoir si la maladie n'aurait pas été importée dans Gué-
» rissan par quelques marins venant de Toulon, Mar-
» seille, Cette ou Agde, lieu où elle existait avant de pa-
» raître à Guérissan, et puis dans les autres communes
» du département; il a été *bien constaté* que deux per-
» sonnes seulement étaient venues, l'une de Marseille et
» l'autre de Cette; que ces deux personnes étaient arri-
» vées bien portantes et n'avaient pas été atteintes par la
» maladie soit avant, soit depuis leur arrivée; ainsi a
» disparu toute idée de contagion. »

Extrait des notes fournies par M. le docteur Umilta,
médecin à Marseillan.

« La température pendant l'hiver a été plus froide qu'elle
» ne l'est habituellement (3° au dessous de zéro); elle était
» modifiée, pendant le jour, par la présence ou l'absence
» du soleil, et la coïncidence alternative des vents du nord
» et nord-est; sous l'influence de cette constitution atmos-
» phérique, se sont manifestées des affections catarrhales
» d'un genre nerveux particulier, plus rebelles au traite-
» ment ordinairement employé en pareil cas. »

« Au printemps, le vent souffla du sud-est et quelquefois du nord-est; à cette époque, commença l'association
du génie bilieux avec le catarrhal, et les fièvres printa-
nières qui s'étaient développées sous la nouvelle constitution atmosphérique se trouvaient toujours exaspérées
par les brouillards et l'humidité, qui paraissaient d'une
manière certaine, toutes les fois que le vent soufflait du
sud-ouest. »

« Le vent du sud-est régnait depuis quelque temps, lorsqu'à la présence du vent d'est et nord-est il survint des
transitions bien sensibles dans l'atmosphère; ces courants
d'air froid, qui, jadis, avaient dominé pendant l'hiver,
persistèrent pendant quelque temps, malgré les progrès
de la chaleur solaire, et produisirent un état nerveux
gastro-intestinal, particulier, bien manifeste. C'est sous
l'influence de ces vents d'est-nord-est que le choléra fit
ses premières victimes. »

« Vers la moitié de juin et sous l'influence de ces mêmes
vents, il se manifesta quelques cas de choléra dans les
communes de Marseillan, Dorneval et Pinet; tandis que
dans le mois de mai, et sous la domination du vent
nord-ouest, il affligeait la ville d'Agde de prédilection;
ce que j'attribue, dit le docteur Umilta, à la malpropreté des habitants, à leur mauvaise alimentation, à la
malpropreté des rues, enfin à la non libre circulation de
l'air que les remparts de la ville empêchent. Nous en
étions là, et dans la bonne espérance cependant d'en être
quittes si légèrement, quand il survint un changement
bien apparent dans l'atmosphère; au souffle du vent du
sud, vent funeste pour nous, qui, chaque fois qu'il règne,
nous apporte un temps couvert, de l'orage, de la grêle, etc.,
nous vîmes le choléra s'exaspérer et augmenter le nombre
des victimes. »

« De pareils désastres se passèrent dans le courant du
mois de juillet et sous la température de 23°; enfin l'a-
réole des vents changea, le souffle du vent nord-est amenda
les progrès de l'épidémie, et enfin le vent du nord vint
mettre un terme à nos calamités. »

« Il me paraît, continue l'auteur de la note, d'après
l'examen des localités dans les diverses communes que
j'ai parcourues à l'époque du choléra, pouvoir avancer

que plus les communes se trouvent dans un bas-fonds, plus les brouillards y dominent ; plus les rues d'un quartier sont petites, mal aérées, sales, insalubres, près des fontaines (Dorneval), près d'aqueducs découverts (Besson) et entachés de population misérable (Agde), plus le nombre des victimes y a été considérable. »

M. Nègre, conducteur des travaux des ponts et chaussées a dressé un tableau très détaillé, jour par jour et presque heure par heure, de l'état des vents, de celui de l'atmosphère et de la température qui ont régné depuis l'invasion du choléra dans la ville d'Agde (Hérault), et des décès qui ont eu lieu durant le cours et par le fait de l'épidémie. Ce tableau commence au 28 mai et se termine au 7 septembre ; on y voit que l'épidémie a duré cent trois jours ; que, pendant tout ce laps de temps, le vent a presque constamment été de l'est à l'ouest par le nord, qu'il a conséquemment toujours soufflé est, nord-est, nord-ouest et ouest, à très peu d'exceptions près, et que, le plus habituellement, il a été est, nord-est, nord-ouest ; que pour 44 jours la température a été fraîche, chaude pour 37, froide pour 3 et humide pour 19 ; et, comme les journées humides ne sont marquées ni chaudes, ni fraîches, ni froides, il est à présumer qu'elles ont été tempérées. 180 décès cholériques se partagent entre ces journées, ainsi qu'il suit : 44 journées fraîches, 90 décès ; 37 journées chaudes, 61 décès ; 3 journées froides, 24 décès ; 19 journées humides, 5 décès ; c'est au 1er juillet que les jours humides ont commencé, et c'est aussi de ce moment que l'épidémie a paru, pour ainsi dire, s'arrêter tout à coup, car les sept derniers jours de juin ont encore eu 20 décès, tandis qu'il faut arriver au 15 juillet pour en trouver un. Du 30 mai au 30 juin, le tableau porte 138 décès, et 42 du 1er juillet au 7 septembre ; en

sorte que , dans la ville d'Agde , le choléra n'aurait eu
véritablement le caractère épidémique que du 30 mai
au 30 juin. Un autre enseignement qui nous est fourni
par ce tableau, c'est que les journées froides ont été les plus
funestes ; que leur influence s'est fait sentir aux journées
fraîches qui les ont suivies immédiatement, et que c'est
sous le souffle des vents de nord-ouest que se sont pré-
sentées les journées les plus meurtrières.

M. Nègre a fait suivre son tableau des observations
suivantes :

« L'hiver n'a pas été extrêmement froid , il a été plu-
» vieux sur la fin ; le printemps a été sec et froid.

» Il n'y a eu de brouillards que sur la fin du printemps ,
» époque de l'invasion du choléra ; ces brouillards, ainsi
» que ceux qui ont eu lieu durant le cours de l'épidémie,
» n'ont pas offert de caractères particuliers.

» Les quartiers qui ont été épargnés sont abrités des vents
» du nord, nord-ouest et ouest ; ils forment la partie
» basse de la ville et sont contigus à la rivière.

» Les quartiers qui forment la partie haute de la ville
» sont abrités par les remparts des vents du nord-est, est,
» sud-est, sud et sud-ouest ; les vents du nord , nord-
» ouest et ouest ne se font guère sentir en été dans ces
» quartiers , à cause du resserrement des rues de la ville
» en général.

» Dans ces quartiers, qui sont percés de rues très étroites,
» fort sales et excessivement peuplées, le choléra a exercé
» les plus grands ravages ; il est à observer que ces quar-
» tiers ne sont guère habités que par les gens de peine (*).

_____

(*) Ainsi, insalubrité locale, accumulation de population, misère , exposition aux vents sous l'influence desquels l'épidémie s'est
développée et a acquis sa plus grande intensité ; disposition des

» L'opinion est généralement accréditée dans la ville que,
» sans l'existence de ces remparts qui privent ces quar-
» tiers de l'air sans lequel ils ne sauraient être sains, il n'y
» aurait pas eu un si grand nombre de victimes de l'épi-
» démie.

» La démolition de ces remparts serait regardée par
» les habitants comme un très grand bienfait sous bien
» des rapports; d'abord, dans le cas d'une nouvelle inva-
» sion de l'épidémie, et ensuite parce qu'Agde n'étant
» plus une ville de guerre, on aurait dès lors la faculté de
» faire des constructions qu'on ne peut faire aujourd'hui,
» et au moyen desquelles on pourrait s'étendre, pour n'être
» pas entassés, pour ainsi dire, les uns sur les autres.

» Les communes de Saint-Thibéry et de Florensac
» ont eu beaucoup à souffrir du choléra, et principalement
» la première, qui est entourée de remparts; on pense que
» c'est parce que ces deux communes sont situées à proxi-
» mité de la *rivière* d'Hérault, dans *des lieux bas et hu-*
» *mides* et, *par conséquent, fort exposés aux brouillards.*

» Ces communes ont, du reste, l'inconvénient d'être très
» sales et encombrées de population.

» Les communes de Besson et de Pomerols, quoique
» plus élevées, n'ont guère été plus épargnées ; elles sont
» aussi peuplées et aussi sales que les précédentes (*).

» La commune de Vias, située à une petite lieue d'Agde,
» n'a pas été atteinte du choléra ; on en attribue la
» cause à la démolition de ses remparts. »

---

remparts propre à refouler sur la ville l'air poussé par ces vents,
tout ici se trouvait réuni pour favoriser la production du choléra.

(*) Il est à présumer que cette élévation est peu notable, et
qu'elle était conséquemment insuffisante pour mettre les communes à l'abri des brouillards.

Le docteur Daniel, de Cette, a dressé un tableau des malades qu'il a traités dans cette ville durant le cours de l'épidémie, et a tenu note exacte de l'état de l'atmosphère depuis le 14 juillet jusqu'au 21 août; mais, comme, d'une part, il ne fait mention que de ses propres malades, et que, de l'autre, les notes sur l'état atmosphérique sont presque limitées à un mois, tandis que l'épidémie a eu plus de sept mois de durée, il est impossible de tirer de ce travail, très bien fait d'ailleurs, aucun enseignement utile dans les vues que je me suis proposées. Je me bornerai conséquemment à extraire les observations générales qui suivent; elles sont assez remarquables pour mériter quelque attention :

« Dès le mois de novembre 1834, des *brouillards*
» *épais, opiniâtres* et *fréquents* encombraient l'atmosphère;
» leur apparition réitérée n'a diminué, sans cesser entiè-
» rement, que vers la fin de janvier 1835. Il est essen-
» tiel de faire observer que les *brouillards sont fort rares*
» *à Cette*, malgré la mer, les étangs et les marais qui
» l'environnent; cela doit tenir, je pense, à ce que le pays,
» étant entièrement découvert, est balayé par tous les
» vents. Nous ne voyons ordinairement de brouillards
» que dans la saison des calmes, en mai, août et quelque
» peu en septembre. Les vents régnants et traversiers
» sont le nord-ouest et le sud-est qui se succèdent pres-
» que constamment; viennent ensuite, par ordre de fré-
» quence, le nord-est, le sud-ouest, le nord, le sud,
» l'est, et enfin l'ouest qui souffle rarement. En été, et
» par des temps réguliers, les vents suivent le mouve-
» ment solaire en parcourant toute la rose de la boussole,
» dans les 24 heures, avec une régularité parfaite; souf-
» flant de terre pendant la nuit et du large pendant le
» jour, en passant du nord au sud par l'est; aussi je leur

» donne le nom de vents *étésiens.* Cette année a été re-
» marquable par *l'absence totale* de ces vents, *l'irrégula-*
» *rité et la fréquence des changements atmosphériques.* »
Plus loin, on lit : « Une vie active a paru être un bon
» préservatif contre la maladie ; de tous les employés au
» service actif des douanes du contrôle de Cette, com-
» prenant les plages, les salins, Frontignan, Balaruc,
» Bouzigues, Méze, tous lieux où l'épidémie a fait des ra-
» vages, il n'y en a eu que cinq atteints, dont
» quatre à Cette, qui ont guéri, et un à Frontignan,
» où il est mort à l'hôpital. Cinq malades sur un person-
» nel de 212 hommes. La garnison, composée de 380 hom-
» mes, n'a eu de cholériques que tout à fait vers les der-
» niers temps et au nombre de 12 seulement, sur lesquels
» 5 sont morts.

» Un médecin qui a soigné un certain nombre de cho-
» lériques, non seulement reconnaîtra parfaitement la
» maladie, bien qu'elle n'offre point réunis tous les
» symptômes qui la caractérisent, mais encore il se
» trompera rarement dans son premier aperçu, tant le
» choléra asiatique a son *facies* particulier à lui. Cepen-
» dant j'ai cru ne devoir porter sur mon tableau, comme
» ayant été frappés par le choléra indien, que les individus
» qui m'ont offert les deux symptômes vraiment caracté-
» ristiques de cette terrible maladie, symptômes qui
» n'appartiennent qu'à elle, et qu'on ne retrouve dans
» aucune autre affection. Je veux parler de la suppression
» brusque et complète de la sécrétion urinaire, sans au-
» cune apparence de lésion des organes affectés à cette
» fonction, et la couleur eau de riz mêlée de flocons
» blancs, surnageant les déjections gastriques et alvines. »
Des réponses faites par M. le docteur Daniel à des
questions qui lui avaient été posées par le gouverneme t

de Sardaigne, j'ai cru devoir en extraire ce qui suit :

« Avant l'invasion du choléra dans notre ville, en dé-
» cembre 1834, pendant sa durée et même encore au-
» jourd'hui (22 octobre 1835), la majorité de la popu-
» lation, *surtout les personnes épargnées par l'épidémie,*
» ont éprouvé de l'anorexie, de la difficulté à digérer.
» L'auteur de cette note, n'ayant pas eu le choléra pro-
» prement dit, a pu observer sur lui-même les effets
» de la *constitution cholérique,* sans qu'il en ait été incom-
» modé au point de cesser un instant de voir ses malades,
» bien qu'il soit allé, dans une circonstance, 17 fois à la
» selle dans une matinée.

» Dans plusieurs localités et avant l'invasion du cho-
» léra, on a signalé des épizooties, principalement chez
» les gallinacées, entre autres lieux, dans le département
» de la Haute-Garonne ; nous n'avons rien observé de
» semblable ici, avant, pendant et après l'épidémie.

» Loin d'avoir remarqué, cette année, la même quan-
» tité d'insectes, on a pu voir, au contraire, qu'il y a eu
» absence très notable de ceux appartenant aux genres
« diptère et hyménoptère, surtout des premiers, ce qui
» s'explique par les obstacles apportés à leur propaga-
» tion et à leur développement, par les changements
» brusques et fréquents de température qui ont carac-
» térisé cette année et qui durent encore. L'absence des
» hirondelles tient à la même cause ; manquant de pâ-
» ture par le défaut d'insectes, il a bien fallu qu'elles
» allassent en chercher ailleurs (*).

(*) On a pu remarquer, à Paris, l'absence presque totale des
hirondelles et celle plus remarquable encore des corneilles pendant
toute la durée de l'épidémie.

Le choléra atteignit aussi un grand nombre de poules, tant chez
les fermiers que chez les nourrisseurs : il en est qui les ont toute
perdues ; d'autres n'en ont perdu que quelques unes.

quinzième , 33, de sa population , tandis que le quartier
de Contresly , *abrité de tous les vents*, en pente du port de
Dine au Planoulet-Saint-Jean , très sale, habité par des
artisans, n'a perdu qu'un cent quarante et unième, 32, et
que le quartier du Planoulet-Saint-Jean, recevant le *vent*
marin et du nord en plein, *au niveau du port du canal*,
propre , et habité par une classe aisée , a perdu le un
soixante-sixième , 66, de sa population.

Température.

Il est difficile de déterminer d'une manière précise la
température qui a régné pendant l'hiver et le printemps
de 1835. Aucune observation n'a été faite à Castelnaudary sur la marche du thermomètre. Nous pouvons seulement assurer que, depuis le 1er janvier 1835, le temps a
été constamment doux, et que le thermomètre n'est jamais
descendu au dessous de 4 degrés au dessus de zéro.

Depuis 1832, nous avons eu constamment la même
température ; cependant il n'est pas rare de le voir des-
cendre tous les hivers à 3° au dessous de zéro.

Brouillards.

L'hiver et le printemps sont ordinairement accompagnés de brouillards très denses. Situé sur un co-
teau peu élevé, qui sépare les deux bassins de Fres-
quel et de Treboul, Castelnaudary est exposé à des brouillards humides et très froids ; ceux de 1835 ont été très
humides et épais.

La veille de l'invasion du choléra , c'est à dire le 5 août,
la plaine se couvrit, vers les 9 heures du soir, d'un brouillard assez fort qui nous força à rentrer. Curieux de savoir,
à 11 heures, ce qu'il était devenu, nous sortîmes, et il
avait totalement disparu.

Ce brouillard avait une forte odeur d'empyreume mêlée à une autre odeur infecte. Il courait du sud-est au nord-ouest, en sens inverse du vent qui était alors du nord-est.

Vents.

Le vent du nord régnait lors de l'invasion du choléra.

Nous avons cru nous apercevoir que le vent marin amenait toujours une amélioration sensible dans l'état sanitaire de la ville. Pour constater ce fait, nous avons tenu note de la hauteur de la colonne barométrique, de l'état du ciel et du nombre de cas nouveaux et de décès. Malheureusement, le choléra qui nous surprit dans ce travail nous força à suspendre nos observations.

En général, le vent marin, de l'aveu des habitants de Castelnaudary, a presque toujours amoindri et les nouveaux cas et les décès.

En général, les vents d'ouest, nord-ouest et nord ont occasionné les recrudescences du choléra. La dernière recrudescence est arrivée avec le vent marin. C'est alors que nous avons été atteints et que plusieurs personnes de la classe riche ont été enlevées.

Il est à remarquer que le brouillard que nous avons décrit ne pénétra pas dans le quartier du port de Bordes et presque pas dans celui de Saint-Michel. Nous ne pouvons pas affirmer qu'il se soit répandu dans les quartiers de l'Étoile, l'Embleur, Planoulet de Montléon et Montléon; mais nous pouvons assurer qu'il a couvert le quai, Labaffe, Contresly, Planoulet-Saint-Jean, Saint-Antoine, le port du canal et Cens, le champ du Roi et la Fontasse, et une grande partie du port Sainte-Croix.

TABLEAU INDICATIF donnant la population, la désignation des quartiers et le nombre des morts du choléra asiatique en 1835.

DÉSIGNATION des Quartiers.	POPULATION	DÉCÈS	RAPPORT des décès à la Population.	VENTS donnant dans chaque Quartier.	POSITIONS des Quartiers.	ÉTAT des Quartiers.	NATURE de la POPULATION.	OBSERVATIONS.
Étoile.............	213	8	1 sur 26,63	Abrité des vents d'ouest et d'est.	Point élevé, crête du coteau.	Maisons très sales.	Paysans, quelque peu de fortune.	
...mbleur...........	630	18	1 sur 35	Idem du nord.	Point culminant de Cas-tchuaudary.	Maisons et rues très sales.	Gens très pauvres, paysans.	
...ai.................	230	15	1 sur 15,33	Exposé à tous les vents.	Bas; en pente jusqu'au canal.	Maisons très sales.	Paysans pauvres.	
...noulet de Montléon..	297	7	1 sur 43,43	Exposé au vent d'est.	Élevé.	Maisons sales.	Idem.	
...atléon.............	539	4	1 sur 34,75	Exposé au vent d'est.	Idem; élevé, mais au des-sous du précédent.	Maisons malpropres, très sales.	Paysans et artisans peu fortunés.	
...at-Antoine..........	458	9	1 sur 50,88	Vent du nord et vent d'est en plein.	Humide, presqu'au ni-veau du canal.	Maisons en général sales, rues malpropres.	Paysans et quelques per-sonnes riches.	Les habitants de ces quartiers préparent, eu général, le fumier dans leur chambre, qui sert en même temps de porcherie
...offe..............	883	15	1 sur 58,86	Vent du nord et d'est dans la partie élevée et vent d'ouest dans la partie basse.	En majeure partie peu élevé au dessus du canal.	Maisons très sales.	Idem.	et de volailler; aussi, en été, il en sort une odeur infecte ; ils conservent
...: du canal et Cens..	807	12	1 sur 67,25	Vent d'ouest.	Partie basse du coteau presqu'au niveau du canal.	Rues sales et maisons mêlées.	Plusieurs fabriques à odeur insalubre s'y trouvent.	quelquefois les matières fécales au pied de leur lit.
...t Sainte-Croix......	985	7	1 sur 140,71	A l'abri des vents.	Plus élevé que le dernier.	Assez propre.	Classe aisée, marchands.	
...mp du Roi et la Fon-sse...............	768	6	1 sur 128	Vent d'ouest et nord.	Plus haut que les deux précédents.	Rues sales.	Habité par des mar-chands et des paysans.	
...oulet-Saint-Jean...	400	6	1 sur 66,66	Vents marin et du nord en plein.	Au niveau du port du canal.	Propre.	Classe aisée.	
...tresly.............	424	3	1 sur 141,33	Abrité de tous les vents.	En pente du port de Dine au Planoulet-St-Jean.	Très sale.	Habité par des artisans.	
...t Faubourg........	286	2	1 sur 143	Vents du nord-ouest et d'ouest.	Milieu du coteau.	Propre.	Paysans et artisans.	
...de Dine...........	447	2	1 sur 223,50	Direction des vents d'est et d'ouest.	Idem.	Idem.	Classe aisée.	En général, toutes les maisons, excepté, peut-être, le haut de l'Em-bleur, sont exposées aux brouillards.
...nd Faubourg.......	462	1	1 sur 462	Idem.	Idem.	Idem.	Marchauds.	
...t-Michel...........	333	1	1 sur 333	Vent d'est.	Idem.	Idem.	Classe riche.	
...de Bordes........	356	1	1 sur 356	Vents d'est.	Sommet du coteau plus bas que l'Étoile.	Idem.	Idem.	
...tal...............	30	»	»					
...pagne Nord........ pague Sud........	140,,	2	1 sur 734,50					

www.ingramcontent.com/pod-product-compliance
Lightning Source LLC
Chambersburg PA
CBHW062012200326
41519CB00017B/4774